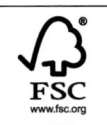

Splittrade själar

Om dissociation – en antologi 2019

Utgiven av föreningen Om dissociation

Redaktör: Linnéa Regnlund

Andra upplagan © 2021
Utgiven av föreningen Om dissociation

Omslagsbild: SB
Grafik i boken: Raquel Mirna Asplund
Logotyp: Jessica Anerfält
Omslag och layout: Linnéa Regnlund
Typsnitt: Adobe Hebrew

ISBN: 978-91-7969-204-9
Förlag: BoD · Books on Demand,
Östermalmstorg 1, 114 42 Stockholm,
bod@bod.se
Tryck: Libri Plureos GmbH,
Friedensallee 273, 22763 Hamburg, Tyskland

dissociation.nu
instagram.com/antologiprojektet
facebook.com/antologiprojektet

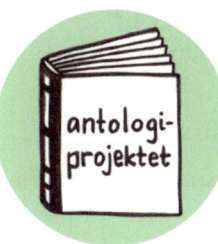

Innehåll:

Inledning

Orsaker till dissociation

Erfarenheter av vård och myndigheter

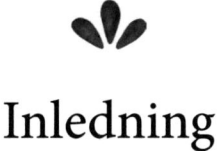

Inledning

Förord

Jag har drabbats av tvivel då och då under arbetet med den här boken. Skulle jag ens få in några texter? Och hur skulle det gå med pengar? Och skulle jag orka alla olika steg från idé till färdig bok?

Vissa tvivel har kanske varit på sin plats, varit värda ett extra varv av tänkande, en extra runda av att fundera på om det här är något som är möjligt. Men jag är glad att jag kom fram till ja. Ja, det här är möjligt. Och ännu mer glad över att så många velat vara med. Både genom att skicka in bidrag och berätta något här i boken och genom att vara med i processen, hjälpa till att bestämma sånt som bokens titel, vilket typsnitt som blir bäst, alla dessa små saker som behöver avgöras på vägen. Jag har verkligen inte varit ensam i arbetet med den här boken och inte heller är det min bok, den här färdiga antologin. Splittrade själar. Den är vår. Er. Kanske din. Kanske allas.

Det som är min sak är att säga tack. Tack till er som trott på idén och trott på min förmåga att ta hand om material och idéer. Tack till alla som velat vara med, även när det känts läskigt. Tack för hjälp och för tålamod med mig när jag svamlat, varit dålig på att förklara eller inte varit särskilt effektiv. Och tack till dig som läser. Tack för att du vill läsa, vill se, vill förstå något om hur det kan vara att uppleva dissociation.

Jag är så glad att den här boken finns nu. Jag hade önskat att den fanns för 10 eller 15 år sen, när jag var den som behövde den. Inte för att förstå någon annan, utan för att förstå mig själv bättre. Det känns lite läkande att den finns nu, till slut. Äntligen. Som en ensamhet som lugnar sig ännu lite mer. Aldrig ska det bli lika tyst igen. Aldrig lika ensamt, lika svårt att hitta någon annan som försöker sätta ord på det som är.

Planen är att det ska komma en ny antologi om ett år (ungefär). Då med ett annat tema, eller några andra teman. Vi bestämmer det ihop, vad det ska vara för tema, precis som det bestämts för den här antologin. För att vara med och bestämma och för att få reda på vad som händer, när det är deadlines och annat som kan vara bra att veta, kan du hålla ett öga på projektets hemsida eller följa det på sociala medier.

Kanske vill du vara med nästa år? Du är välkommen. Du behövs. Vi är alla små bitar i den stora berättelsen om hur det kan vara att leva med dissociation.

Linnéa Regnlund
Trollhättan den 10 april 2019

dissociation.nu
instagram.com/antologiprojektet
facebook.com/antologiprojektet

Triggervarningar

Det är svårt med triggervarningar, helt enkelt för att vad som helst kan vara triggande. Vilket ord som helst kan vara förknippat med ett traumatiskt minne och kasta läsaren in i PTSD-symptom eller dissociation. Och även om man tänker att det ska varnas för de saker som har störst triggerrisk, var ska gränsen gå?

Jag har valt att sätta triggervarningar på en del texter här i boken. Förmodligen kommer du tycka att en del av dem är onödiga och att en del texter som borde haft en varning saknar det. Det är som sagt svårt var gränsen ska gå. De texter jag valt att sätta en triggervarning på är de där jag upplever det som att jag kan se ett övergrepp eller en situation med våld framför mig när jag läser. Det är inte alla som beskriver det detaljerat, men efter lite funderande är det den avgränsning jag kommit fram till.

Egentligen vill jag varna för allt i den här boken. Är du traumatiserad kan det vara befriande att läsa den, eftersom det i den här boken förmodligen finns andra som upplevt saker som liknar det du upplevt. Men det kan också vara triggande att läsa sånt som handlar om dissociation, även de texter som är skrivna utan jobbiga detaljer kring det som traumatiserat.

Mår du dåligt av att läsa boken så lägg undan den ett tag. Kanske går det bättre att läsa den längre fram. Gör dig inte illa genom att läsa. Det är viktigt att du är rädd om dig. Du är viktig. Eller ni, om ni är flera inuti. Allihop är viktiga. Ta hand om er och läs bara om ni orkar.

Vad är dissociation?

Linnéa Regnlund

Det är i stort sett omöjligt att ge ett enkelt svar på frågan om vad dissociation är. Dissociation är ett begrepp som innefattar en rad olika tillstånd och symptom, som inte alltid är särskilt lika varandra. För att göra det ännu mer komplicerat finns det ingen enhetlig definition av begreppet dissociation eller någon gemensam avgränsning kring vilka tillstånd som ska räknas med.

Jag ska i alla fall försöka mig på att göra en översikt över vad dissociation kan vara, men det är lika bra att börja med att säga att det inte är lätt och att det är rätt rörigt. Det känns som att ingen är överens med någon annan om någonting alls.

Jag försöker att göra texten så enkel som möjligt, men är du utan förkunskaper kan den nog ändå upplevas som tung att läsa. Du måste inte läsa den om det känns för jobbigt eller inte intresserar dig. Den finns här för den som vill fördjupa sig lite mer i den teoretiska biten. Alla texter som finns i boken är på sitt sätt en liten bit av svaret på frågan "Vad är dissociation?" och det är de andra texterna som är de viktigaste i den här boken, de olika personliga berättelserna.

Jag har valt att dela in den här texten i tre delar. Först går jag igenom några olika modeller med idéer om hur man kan förstå dissociation. Efter det går jag igenom de olika dissociativa tillstånden. Till sist skriver jag lite om hur det kan vara att uppleva dissociation och väldigt kort om behandling.

Olika modeller för att förstå dissociation

Ett dissociativt spektrum

En av de mest kända modellerna som rör dissociation utgår från en idé om att all dissociation egentligen är samma fenomen som kan ta sig olika uttryck och ha olika allvarlighetsgrad. Det är en modell som handlar om det dissociativa spektrumet.

Vad är då det dissociativa spektrumet? Inom den här modellen tänker man sig att det finns fem kärnsymptom inom dissociation: amnesi, depersonalisering, derealisering, identitetsförvirring och identitetsvariation. Dessa symptom går att ha i olika kombinationer och vilka av dem man har avgör vilken vilken diagnos inom det dissociativa spektrumet som är aktuell. Man anser att det finns några huvudsakliga diagnoser: dissociativ amnesi, dissociativ fugue, depersonaliseringssyndrom och dissociativ identitetsstörning (DID).

Det finns olika allvarlighetsgrader av dissociation. Man menar att det finns dissociation som är normal och kan vara en del av vardagslivet, som till exempel att dagdrömma. En person kan också ha en dissociativ episod eller reaktion, där dissociationen är ett sätt att skydda personen i situationer som annars skulle bli överväldigande. Det kan vara när man utsätts för fara eller något som gör att man tror att man ska dö, alltså en situation med extremt stark stress. Dissociationen är enligt det här synsättet även då normal, och den blir inte ett problem förrän den finns kvar även efter att faran eller hotet försvunnit bort, eller när den aktiveras i situationer där det inte finns något egentligt hot.

Det går att avgöra om dissociationen är en normal reaktion genom hur människor själva beskriver den. Dissociativa reaktioner beskrivs som milda både i symptomens styrka och hur mycket obehag de skapar. De som har ett dissociativt syndrom beskriver däremot det som att dissociationen påverkar dem mer negativt, de har också fler och starkare symptom och bland annat påverkas minnet i högre utsträckning.

Man kan tänka på det dissociativa spektrumet som att det handlar om olika grader på en skala. I ena änden finns den mildaste dissociationen som är helt oproblematisk, till exempel hypnos eller att man automatiserar ett beteende så man inte tänker på vad man gör. En lite svårare grad av dissociation är en dissociativ episod som kan bero på skräck, förtryck eller en överhängande fara.

Efter det finns de mildaste formerna av dissociativa syndrom, dit amnesi, fugue och depersonalisation räknas. Det följs av posttraumatiskt stressyndrom (PTSD), atypiska dissociativa syndrom och dissociativ identitetsstörning (DID). Den allvarligaste formen av dissociation är polyfragmenterad DID. Vad de olika formerna innebär kan du läsa om under rubriken "Dissociativa tillstånd och diagnoser" längre fram i den här texten.

Frasen "det dissociativa spektrumet" kan också användas i betydelsen "alla olika dissociativa tillstånd" utan att man menar just denna tolkning och indelning av tillstånden.

Avtrubbning och avskärmning
En annan modell kallas för den bilaterala. Den är inte så känd, men står för en något annorlunda syn. Till skillnad från idén med det dissociativa spektrumet innehåller den här modellen tanken att det som kallas för dissociation egentligen rör sig om två olika fenomen, två grupper av tillstånd.

Det ena fenomenet är då avtrubbning, eller detachment, som det kallas på engelska. Med avtrubbning menar man att man kan hamna i ett förändrat medvetandetillstånd. Då kan man känna det som att man är avskärmad från sig själv eller det man har runt omkring sig (eller båda). Det kan handla om tillfälliga tillstånd som uppstår till exempel vid intensiv skräck. Det kan också handla om tillstånd som finns kvar över längre tid eller blir kroniska, och som kan

19

påverka ens liv i stor utsträckning. Avtrubbning kan motsvara depersonalisation eller derealisation.

Det andra fenomenet är avskärmning (kompartmentalisering), som kallas för compartmentalization på engelska. Avskärmning är ett fenomen där man blir oförmögen att medvetet ha kontroll över vissa handlingar eller intellektuella processer som man i vanliga fall kan styra över. Informationen förloras inte, inte heller känslomässiga processer, men man når inte dem eftersom man avskärmat sig från dem. Dissociativ amnesi och oförklarade neurologiska symptom som till exempel kramper, stupor eller tappad känsel kan vara ett resultat av avskärmning. När det kommer till mer komplexa tillstånd som fugue eller dissociativ identitetsstörning menar de som står bakom den bilaterala modellen att det förmodligen kan klassas som avskärmning, men att det behöver undersökas mer.

Vad de olika dissociativa tillstånden innebär kan du läsa om under rubriken "Dissociativa tillstånd och diagnoser" längre fram i den här texten.

Strukturell dissociation
Ett annorlunda sätt att se på dissociation finns i teorin om strukturell dissociation. Grundtanken är då att personligheten har splittrats på grund av trauman. Definitionen av vad dissociation är utgår också från det. Ska något klassas som dissociation behövs en splittring, en strukturell dissociation.

Med det synsättet hamnar en del symptom som brukar räknas som dissociativa utanför. Till exempel är det vanliga tillstånd som dagdrömmar, men också transtillstånd ses som något annat än dissociation. Att "försvinna bort" när något är jobbigt, liksom allvarligare former av depersonalisering och derealisering, räknas bara som dissociation om orsaken till dem är en splittring i personligheten. Man tänker sig att det annars rör sig om förändrade medvetandetillstånd. Man kan ha förändrade medvetandetillstånd om man är fullt frisk, som en del av en annan problematik, eller som ett eget problem, men det ses alltså inte som dissociation om det inte beror på en uppdelning av personligheten. Däremot kan andra tillstånd som annars inte brukar räknas som dissociativa räknas in, till exempel emotionellt instabil personlighetsstörning och posttraumatiskt stressyndrom (PTSD).

Lite förenklat tänker man sig att det kan finnas två olika typer av delar av personligheten vid strukturell dissociation; EP och ANP. EP är en förkortning av "Emotional Part of the personality" och ANP står för "the Apparently Normal Part of the personality". Splittringen kan ske när man har sitt försvarssystem aktiverat, som till exempel vid stark stress eller hot. Det är en form av krissystem som gör att det vardagliga systemet prioriteras bort och de handlingsalternativ vi har när vi är i försvarsläget är att vara på vår vakt, kämpa, fly eller spela död.

En EP kan skapas när försvarslägets handlingsalternativ inte räcker, utan situationen trots dem blir övermäktig. Man kan tänka sig att EP:n då stannar kvar i den svåra situationen medan ANP:n återgår till normalläget och låter bli att integrera händelsen. Istället undviker ANP:n minnet av det som skett och allt som förknippas med det, eftersom det är övermäktigt. EP:n i sin tur har inte möjlighet att ta sig vidare bort från händelsen eftersom det bara är med de förmågor som finns i ens vardagliga system det är möjligt. Dem har inte EP:n tillgång till. ANP:n försöker hålla EP:n undan och EP:n försöker få uppmärksamhet och påminna om den ointegrerade händelsen, till exempel genom att ge ANP:n flashbacks och mardrömmar.

När det på detta sätt skapas en EP och en ANP är det vad som motsvarar PTSD, eller primär strukturell dissociation. Det finns två andra svårighetsgrader av strukturell dissociation; sekundär och tertiär. Vid sekundär finns fortfarande bara en ANP, men flera EP. Vid tertiär har det skapats flera ANP.

Sekundär dissociation kan motsvara diagnoser som komplex PTSD, DESNOS (disorder of extreme stress, not otherwise specified), DDNOS (dissociative disorder, not otherwise specified) eller emotionellt instabil personlighetsstörning.

Tertiär strukturell dissociation motsvarar dissociativ identitetsstörning (DID).

Mer om vad de olika diagnoserna och dissociativa tillstånden innebär kan du läsa om under rubriken "Dissociativa tillstånd och diagnoser" längre fram i den här texten.

I modellen med det dissociativa spektrumet utgår man från att dissociation är ett försvar i första hand. Denna tanke finns även i strukturell dissociation, men där har man istället som en grundläggande idé att dissociationen finns kvar efter de hemska händelserna eftersom personligheten blivit delad. Erfarenheterna har inte kunnat integreras i personligheten.

Andra modeller

Självfallet finns det mycket mer att säga om dessa olika modeller. Det finns också andra modeller som kunde vara värda att nämna. Många har haft tankar om vad dissociation är, vad det beror på och hur man ska klassificera de olika tillstånden. Jag har försökt hålla det kort och ta med lite av det jag tycker är viktigast. Som en avslutning vill jag dock nämna det förhållande som verkar finnas mellan anknytningsskador och dissociation. Att vara utan en trygg anknytning gör inte att man tvunget börjar dissociera, men det verkar som att det skapar en sån tendens, framför allt hos personer med desorganiserad anknytning. Om vi inte har en trygg bas i våra liv lär vi oss att det inte går att få hjälp på det sättet, genom att vända oss till en trygg vuxen. Som barn kan det vara omöjligt att fly eller kämpa om man blir utsatt för något hemskt, åtminstone tillräckligt för att det ska lösa situationen. Utsätts vi då för en hotfull situation kan dissociation i en eller annan form vara det alternativ som finns kvar.

Dissociativa tillstånd och diagnoser

Depersonalisation och derealisation

Både depersonalisation och derealisation kan beskrivas som overklighetskänslor.

Vid depersonalisation är det man själv som känns overklig. Det kan vara att det känns som att man är utanför sig själv eller försvinner bort, att det man är med om händer någon annan, inte är på riktigt, eller att ens minnen handlar om någon annan. Om man tittar i en spegel kanske man inte känner igen sig. Man kan känna sig känslomässigt avstängd, ha svårt för att tänka och känslan för tid kan vara påverkad. Det kan påverka minnet, men det handlar inte om amnesi, att man glömmer saker. Om minnet påverkas beror det på att ens medvetandetillstånd och uppmärksamhet är förändrade.

Vid derealisation är det istället omgivningen som upplevs som overklig. Det kan vara att rummet man är i känns förvrängt eller främmande. Det kan också vara att man inte känner igen människor som man vet att man känner. Allt kan kännas dimmigt, overkligt eller som att man är i en dröm.

Depersonalisation och derealisation kommer ofta samtidigt, men det är också möjligt att bara få det ena. Det är ett symptom som kan komma som en reaktion på stark stress, till exempel om man får ett dödsbud eller är med om en olycka. De kan också komma på grund av att man använt droger eller alkohol. Det är ett symptom som också kan komma till exempel vid panikångest, depression, bipolär sjukdom, psykos, PTSD eller ett annat dissociativt tillstånd. Som symptom är depersonalisation och derealisation den allra vanligaste formen av dissociation. I boken "Feeling Unreal" menar författarna att det är det tredje vanligaste psykiatriska symptomet, att det bara är ångest och depression som är vanligare.

Om overklighetskänslorna är i en svårare form, finns kvar under längre tid och om det inte beror på någon annan problematik (till exempel depression eller PTSD) kan man uppfylla kriterierna för diagnosen depersonalisations- och derealisationssyndrom (DPD).

Det kan vara skrämmande att uppleva depersonalisation eller derealisation och en vanlig skräck är att man håller på att bli galen. Man har dock kvar en korrekt uppfattning om vad som är verkligt och inte verkligt. Overklighetskänslorna kan tyvärr förvärras av att inte bli tagen på allvar i vården, att det man upplever tolkas som något annat, eller att vården tycker att man är obegriplig.

DPD kan påverka en persons relation till sig själv och till andra människor, och kan leda till undvikandebeteenden, isolering och oförmåga att klara till exempel att arbeta.

Dissociativ amnesi (och fugue)

Amnesi innebär minnesförlust. Vid dissociativ amnesi kan man inte minnas vissa saker ur sitt liv, oftast handlar det om situationer som varit stressande eller traumatiska. Det är något annat än vanlig glömska. Ibland har man bara minnesluckor just för de specifika händelserna och ibland saknas också minnen av större delar av hur ens liv varit och vem man varit. Minnesförlusten kan röra både händelser som ligger långt tillbaka i tiden och saker som hänt nyligen.

Dissociativ amnesi kan vara del av PTSD, dissociativ identitetsstörning, akut stressyndrom eller några olika kognitiva sjukdomar eller funktionsnedsättningar, men det kan också vara en egen problematik.

Tidigare har dissociativ fugue varit en egen diagnos, men det ses nu som en variant av dissociativ amnesi. Minnesförlusten omfattar då för det mesta även den egna identiteten och personen har gett sig av hemifrån, ut på en längre resa som framstår som onormal för personen.

Dissociativ stupor

Vid stupor blir man helt eller delvis oförmögen att röra sig, man kan tappa känsel eller känslighet för smärta, få stickningar i kroppen, ha suddiga synintryck och man kan bli oförmögen att prata. Man reagerar mindre eller inte alls på till exempel ljus, ljud eller beröring. Det kan se ut som om man sover, men det handlar varken om sömn eller att vara medvetslös.

Det finns olika sorters stupor, till exempel depressiv stupor eller stupor vid schizofreni (kataton stupor). Dissociativ stupor orsakas av stress och kan utlösas av traumatiska händelser.

Den som har dissociativ stupor kan uppfatta vad som händer, och det kan vara mycket skrämmande att vara medveten men samtidigt inte kunna kommunicera eller reagera på det som sker. På grund av det kan dissociativ stupor leda till att man får ångest eller andra psykiska problem efteråt. För att förebygga den typen av följdeffekter kan man behöva terapi för att få hjälp att förstå orsakerna till att det hände och handskas med sina känslomässiga reaktioner.

Kroppsliga symptom

Kroppsliga reaktioner man kan få av kraftig stress kallas för somatisk eller somatoform dissociation, konversionssyndrom eller funktionella neurologiska symptom.

Dissociativa motoriska störningar kan vara att man får ryckningar eller blir skakig. Man kan få svårt att samordna olika muskelrörelser så det till exempel blir svårt att svälja eller gå normalt, eller att det på annat sätt blir svårt med vissa rörelser. Det kan också vara att man blir svag eller att man får förlamning i armar eller ben.

Dissociativ afoni och dysfoni räknas också som motoriska störningar och innebär att man får problem med talförmågan. Det kan vara att det blir svårt eller helt omöjligt att prata, eller att rösten blir hes eller på ett annat sätt inte låter som den brukar.

Dissociativ anestesi innebär att sinnesintrycken påverkas. Det kan till exempel bli svårt att höra, svårt att se, eller att intrycken blir förvrängda. Det kan också bli svårt att uppfatta eller känna skillnad på olika sinnesintryck, till exempel att känna skillnad på mjukt och hårt eller varmt och kallt. Man kan bli oförmögen att känna smärta.

Dissociativa kramper är en typ av anfall som liknar epileptiska anfall. Vid kramperna är man antingen fortfarande vid medvetande eller så är man i ett transtillstånd eller stupor.

Hur denna grupp av symptom ska klassificeras finns det olika åsikter om. I ICD-11, den senaste versionen av det diagnossystemet (som förväntas antas nu under våren 2019), har man valt att kalla det "dissociative neurological symptom disorder" och låta det räknas till de dissociativa diagnoserna, medan man i DSM-5, som är det andra diagnossystemet, kallar det för "konversionssyndrom (funktionell neurologisk symtomstörning)" och där räknas det istället till "kroppssyndrom och relaterade syndrom".

Man kan ha kroppsliga symptom som en del av en annan dissociativ problematik eller ha bara de symptomen. De kan upplevas som mycket skrämmande, framför allt om vården inte verkar förstå dem eller ta dem på allvar.

Dissociativ identitetsstörning

Dissociativ identitetsstörning (DID) innebär att det finns minst två olika personlighetstillstånd (delar, alters, delpersonligheter) som var och en har en egen jagkänsla och som kan styra handlingar, ha egna känslor, ett eget medvetande och så vidare. Det är inte nödvändigt att det är möjligt för någon utomstående att se skillnad på de olika delarna, men ibland kan skillnaderna synas så någon annan kan märka vilken del hen möter.

Ska man uppfylla diagnoskriterierna behöver man också ha amnesi och återkommande minnesluckor som handlar om traumatiska händelser, viktig personlig information och/eller händelser i vardagen. Amnesin kan förklaras med att en av delarna tar över medvetandet och blockerar så de andra delarna inte kan ta del av vad som händer eller minnas det efteråt.

I ICD-11 finns också diagnosen "partial dissociative identity disorder" som är ett liknande tillstånd, men där en av delarna av personligheten är den dominerande och där den andra (eller de andra) delarna inte tar över kontrollen eller medvetandet helt. Det kan ske under kortare episoder, men det är inte något som är normalt att det händer, till skillnad från vid dissociativ identitetsstörning.

Diagnosen dissociativ identitetsstörning motsvarar (i stort sett) den diagnos som tidigare fanns och som kallades multipel personlighet eller multipel personlighetsstörning.

I diagnoskriterierna anges bara att det måste finnas minst två olika delar. Människor med DID kan ha inre system som innehåller olika många delar och som är organiserade på olika sätt. När det finns väldigt många olika delar brukar det kallas polyfragmenterad DID.

Det finns vissa roller som det är vanligt att delar har, till exempel barn, beskyddare eller internaliserad förövare, men det kan finnas många olika varianter. Delar kan ha olika stark förmåga att ta över kontrollen och att inte påverkas av andra delar. Vissa delar kan vara sammedvetna med någon eller några av de andra. Att vara sammedvetna innebär att delarna kan "se" vad som händer när någon av de andra är framme och att de inte får minnesluckor efteråt. Det kan också finnas vänskap och fiendskap mellan olika delar och förmågan att samarbeta kan skilja sig åt.

Allt detta är exempel på saker som kan göra att inre system vid DID kan se ut på extremt många sätt, vad gäller inre organisation, roller, medvetenhet om varandra, samarbete och så vidare. Dessutom är vi ju olika som personer och de saker vi varit med om som format oss skiljer sig åt, vilket också påverkar delarna och systemet. Hur det är att leva med DID påverkas såklart av alla dessa saker, vilket kan göra att det kan upplevas på många olika sätt.

Hur svårt det är att leva med DID behöver inte bero på hur många delar det finns, och det är inte alltid så att en större sammedvetenhet eller ett bättre samarbete (eller integration) ökar funktionsnivån. Det kan vara möjligt att ha en hög funktionsnivå med DID just för att delarna håller sig skilda från varandra. DID kan också påverka en person så att livet blir i stort sett helt obegripligt och ohanterbart på grund av minnesluckor i vardagen, att man inte har någon uppfattning om vad man har för historia, kaos som uppstår av flashbacks och andra symptom, att man inte har någon känsla av att veta vem man är och så vidare.

DDNOS

Förkortningen DDNOS står för "dissociative disorder, not otherwise specified". Ibland uppfattas diagnosen som att den betyder "nästan DID", men den innebär bara att personen har en dissociativ problematik som inte har kunnat definieras. Antingen kan bristen på specifikation bero på att tillståndet inte utretts tillräckligt, eller så beror det på att man inte fullt ut uppfyller kriterierna för någon av de diagnoser som finns. DDNOS kan alltså innebära att man nästan uppfyller kriterierna för DID, men det kan också innebära att man nästan uppfyller kriterierna för någon av de andra dissociativa diagnoserna. På svenska heter diagnosen "ospecificerat dissociativt syndrom". Förkortningen kan lätt blandas ihop med DESNOS, som inte är en dissociativ diagnos utan en förkortning av "disorder of extreme stress, not otherwise specified", alltså ett tillstånd som beror på extrem stress.

Andra former av dissociation

Förutom att det finns något som kallas för "ospecificerat dissociativt syndrom" finns det några tillstånd som klassas som "andra specificerade dissociativa syndrom". I den senaste versionen av diagnossystemet DSM är de syndrom som nämns:

* kroniska och återkommande syndrom med blandade dissociativa symptom
* identitetsstörning orsakad av långvarig, intensiv och tvingande övertalning (hjärntvätt och påverkan i sekter eller under tortyr är exempel på vad som ingår i detta)
* akuta dissociativa reaktioner vid starkt påfrestande händelser
* dissociativ trans (där personen kan förlora medvetenheten om omgivningen och sluta reagera på stimuli)

I det andra diagnossystemets senaste version, ICD-11, är transtillstånd en egen diagnos istället för att ligga under "andra specificerade dissociativa syndrom". Det finns dessutom ytterligare en dissociativ diagnos som rör trans; "possession trance disorder" som är en form av trans där personens vanliga identitet ersatts av en annan. Det är då en "possessing identity" som har kontroll över personen. Det kan vara något som sker återkommande eller under en enstaka period som är minst några dagar lång.

Dissociation och psykos

Dissociation är inte psykos. Det verkar som att det för det allra mesta handlar om okunskap eller felbedömningar när dissociation ses som psykotiskt. Samtidigt finns det en överlappning av symptom. Hörselhallucinationer är till exempel vanligt både om man har DID och vid schizofreni. Det är dessutom vanligt att människor med psykos har dissociativa symptom, till exempel depersonalisering, derealisering och amnesi. Det har inte varit möjligt för forskare att skilja på själva symptomen när de kommer vid olika tillstånd och genom det avgöra om det handlar om dissociation eller psykos, vilket såklart gör överlappningen lite komplicerad.

Vid en jämförelse mellan schizofreni och DID har man kunnat se att dissociativa symptom vid schizofreni oftast är isolerade symptom som är del av en större kontext med vanföreställningar och psykotiska symptom. Vid DID handlar det om ständiga eller återkommande symptom. Hallucinationerna vid DID handlar oftast om dialog mellan eller reaktioner från olika delar inuti, medan det vid schizofreni upplevs som något som kommer utifrån. Vid schizofreni kan man förlora känslan av identitet och av vem man är i samhället, medan man vid DID har en identitetsförvirring som istället handlar om att olika delar tar över och har olika identiteter.

Andra skillnader som gått att se är att dissociativa kan ha hallucinationer eller pseudohallucinationer (en typ av hallucinationer när man vet att det man upplever inte är verkligt) som rör flera olika sinnen, medan det är mindre vanligt vid psykos. Man har också sett att människor med DID bland annat på grund av det får högre poäng vid test för schizofreni, än människor som faktiskt har schizofreni.

Det går alltså att hitta skillnader, även om det vid en snabb överblick kan se ut som att problemen är väldigt lika, med till exempel hallucinationer, dissociativa symptom och identitetsförvirring.

Samtidigt är det ännu mer komplicerat än så. Personer med komplexa dissociativa tillstånd kan ha problem med verklighetsprövningen, vilket brukar ses som ett tecken på psykos. Det innebär alltså att veta vad som är på riktigt och vad som inte är det. Till exempel kan barndelar inuti vara helt övertygade om att det är ett annat år och att kroppen är mycket mindre än den i själva verket är.

Det är inte alltid klart vad som ska räknas som dissociativa symptom och vad som istället ska räknas som psykotiska symptom. Till exempel kan invaderande symptom vid PTSD (till exempel flashbacks) definieras både som psykotiska och dissociativa.

Ett sätt att lösa förvirringen är att göra definitioner där orsaken till symptomen finns med, istället för bara symptomen. Ett tydligt exempel på det finns i teorin om strukturell dissociation. Genom en sån modell kan det bli begripligt att psykotiska symptom kan vara del av en dissociativ problematik, men jag vet inte om det löser problemet med överlappningen helt.

För att komplicera det hela ytterligare finns det något som kallas för dissociativ psykos. Det är inte detsamma som DID, vilket vissa verkar tro, utan en form av psykos med hallucinationer som är präglade av dissociation. Vid en dissociativ psykos verkar personen oftare kunna uppleva en dubbel verklighet än vid andra typer av psykoser.

Också kring dissociativa psykoser går definitionerna och tolkningarna isär. En dissociativ psykos verkar i stort sett motsvara det som tidigare kallats för hysterisk psykos. Det finns också något som kallas dissociativ schizofreni, där man istället tänker att det handlar om en undergrupp av schizofreni, som är väldigt färgad av dissociation. Eftersom definitionerna och tankarna bakom dem sett olika ut och kommit vid olika tider är det ganska svårt att veta om det som beskrivs är flera olika psykotiska tillstånd eller bara flera sätt att se på samma sak.

Beror all dissociation på trauman?

Det är svårt att det finns så få tydliga definitioner. Vad ska räknas som dissociation? Är svaret att även normala former av avtrubbning ska räknas in är det lätt att se att all dissociation inte beror på trauman – självfallet kan man dagdrömma utan att vara traumatiserad. Väljer man istället att göra en definition av dissociation som utgår från att det är en traumareaktion så är det lika lätt att se ett svar, men då det helt motsatta svaret – att all dissociation beror på trauman eftersom dissociation är en reaktion på trauman. För att göra det ännu värre finns det inte någon helt tydlig definition av trauma. Man riskerar därför att hamna i ett cirkelresonemang där en stressande händelse som lett till en dissociativ reaktion räknas som ett trauma just för att den lett till dissociation. Utifrån det kan man då dra slutsatsen att dissociativa reaktioner alltid beror på trauman, men det är inte ett särskilt vettigt sätt att resonera.

Det de olika modellerna jag presenterat har gemensamt är att de ser hur olika typer av dissociation kan fungera som försvarsmekanismer för att skydda oss från att bli överväldigade av stark stress där vi upplever fara, hot och en utsatthet som är svår för oss att härbärgera. Dissociation kan också ha andra orsaker, framför allt depersonalisation och derealisation som ofta är en del av en annan psykisk problematik, som till exempel panikångest eller depression, och som också kan bero på droganvändning. Olika typer av dissociativa symptom är väldigt vanligt vid akut stressyndrom, PTSD och komplex PTSD, vilket stämmer överens med uppfattningen att det kan handla om mekanismer som finns för att skydda oss vid överväldigande stress, oavsett om händelserna kan definieras som trauman eller inte.

Att uppleva dissociation

Hela den här boken handlar om hur dissociation kan upplevas, och jag har inte ambitionen att försöka tolka eller sammanfatta det som sägs i texter och bilder. Men i arbetet med den här boken frågade jag vad jag borde ta med i en text om vad dissociation är, och jag har gjort ett försök att sammanfatta och resonera lite kort utifrån de svar jag fick.

Skrämmande
– speciellt när man inte får hjälp

Det är många som upplever dissociativa tillstånd som skrämmande. Kanske att dissociation framför allt är skrämmande när man inte vet vad det är man är med om, inte har ord för det eller har någon som förstår och kan hjälpa en att se vad det rör sig om.

Det kan också vara skrämmande att veta att man dissocierar, men att inte ha något sätt att bromsa det eller ta sig ur tillstånden. Kunskap räcker inte för att ta hand om hela den rädsla som symptomen kan skapa. Och även om man förstår symptomen och varför de kommer kan det vara svårt att acceptera att man använder sig av dissociation som strategi vid olika tillfällen, kanske allra mest för att det inte är viljestyrt och för att man kan känna sig maktlös inför att det sker. Även om man förstår att det är strategier man en gång skapat för att man behövt dem, så kan de i nuläget bli ett stort problem som man är oförmögen att handskas med eller ha kontroll över.

Alla de här svårigheterna och all rädsla kan bli värre av att det är svårt att hitta hjälp. Även om kunskap om dissociation långsamt ökar är det en lång väg kvar innan man kan förvänta sig att de man möter i vården har kunskap om och förståelse för vad dissociation är och vad man kan behöva för att handskas med dissociationen. Man blir också lätt feltolkad i vården eftersom det kan finnas en dissonans till exempel så att ens beteende säger en sak och ens ord en annan sak. Vid dissociativa tillstånd är det inte särskilt ovanligt att ens yta och ens inre inte stämmer överens, och vården borde ha kunskap om det och kunna se bortom det.

Upplever man det som att man befinner sig i ett skrämmande tillstånd som man är maktlös inför, som skapar stora problem i ens liv och som man känner att man måste ha hjälp med för att man inte kan hantera det, är det inte konstigt att det blir en extra börda när vården inte ens verkar förstå vad man säger. Det kan också skapa en hopplöshet att inte veta hur man ska komma vidare och hur det ska kunna bli bättre när man inte får någon hjälp.

Symptomen är inte farliga
men behöver tas på allvar

De dissociativa tillstånden är inte farliga. Vissa kan vara det indirekt, till exempel eftersom självmordsrisken är mycket stor hos människor med DID, men inga dissociativa symptom är farliga i sig.

Får man fysiska symptom kan det hända att vården till en början tar dem på stort allvar, utreder, tar prover och så vidare. Har man till exempel dissociativa kramper är det bra att epilepsi utesluts, men att få beskedet att det inte är epilepsi och inte något farligt räcker inte. Man har symptomen för något man behöver hjälp med och dessutom kan man behöva stöd för att klara av att handskas med själva symptomen. Att när som helst kunna falla ihop och krampa, utan att förstå varför eller vad man kan göra åt det, är kanske svårare än att få besked att man har epilepsi. Epilepsi är trots allt något både man själv och andra hört talas om och där det är lätt att ta reda på vad det finns för olika behandlingsalternativ. Vårdens ord om att det inte är något fel på en räcker inte särskilt långt i praktiken, även om de såklart kan ha rätt i att man inte har någon neurologisk sjukdom.

Olika upplevelser

Det viktigaste att säga är kanske att dissociation kan upplevas på enormt många olika sätt och ofta skapar ett mycket stort lidande. För vissa känns det som en hjälp i att göra dissociation begripligt att ta med normala dissociativa tillstånd i förklaringen, som dagdrömmar. För andra känns det bara konstigt och som att det leder till en risk att ens problem bagatelliseras, inte tas på allvar eller fullt ut blir sedda. Om man inte kan få ihop sitt liv och lever med ett stort lidande på grund av dissociation är det ju något helt annat än att till exempel dagdrömma.

Jag själv har upplevt det som att begreppet dissociation och att dissociera är något som fler och fler hört talas om och tänker sig att de förstår vad det är, men att de då bara tänker på avtrubbningen; depersonalisation, derealisation, "att försvinna bort" eller bli overklig. Det är ett av de dissociativa tillstånden, så det är ju inte fel att det är dissociation, men dissociation kan vara så mycket mer. Jag tänker att den bilaterala modellens tankar kan spela roll här, för att vi ska få lättare att se att det finns både avtrubbning och avskärmning (kompartmentalisering) och att de sakerna skiljer sig åt. Även om det kan vara tungt, skrämmande och skapa funktionsnedsättningar att drabbas av långvarig depersonalisation så är det en helt annan sak än att leva med en dissociativ problematik där man har fler delar istället för ett helt jag, där man lever med ständiga minnesluckor och inte klarar att få ihop sin vardag eller sitt liv.

Det är viktigt att komma ihåg att det finns många olika tillstånd, och minst lika viktigt att veta att hur man upplever dissociationen kan skilja sig åt från person till person, även om man har samma diagnos.

Det behöver faktiskt inte vara så att en person med en allvarligare form av dissociation har en större funktionsnedsättning. Depersonalisation eller derealisation, som räknas som en relativt mild form av dissociation, kan göra att man blir oförmögen att upprätthålla relationer, ha meningsfullt innehåll i sitt liv, eller klara ett arbete. Det kan gå så långt att man blir helt isolerad om man inte får den hjälp man behöver. Samtidigt kan en person med DID ha hög funktion genom att det kan finnas olika delar som har hand om olika bitar av livet. Det kan till exempel gå bra att arbeta eftersom den del som gör det är helt omedveten om det traumatiska man varit med om. Avskärmningen (kompartmentaliseringen) kan vara funktionell.

Generellt är det större risk för att man har större funktionsnedsättning ju svårare form av dissociation man lever med, men det jag vill säga är att det kan se så väldigt olika ut. Det är viktigt att lyssna till just den person du möter, försöka förstå hur dissociationen fungerar i hens liv, hur hen mår och vad hen behöver – oavsett om du är en vän, en partner eller en behandlare och oavsett vilken typ av dissociation det rör sig om.

Går det att behandla dissociation?
Dissociation är ju en rad olika tillstånd där orsakerna till symptomen skiljer sig åt. Vi som upplever dissociationen är också olika som personer.

Därför är det inte samma behandlingar som kan hjälpa oss alla. Lider du till exempel av depersonalisation som en del av en depression eller en ångestproblematik kan dissociationen försvinna om grundtillståndet behandlas med medicin eller terapi. Beror dina symptom på en akut stressreaktion kan de gå över av sig själv. Har du en mer komplex problematik som beror på trauman kan du behöva terapi hos någon som förstår sig på trauma och dissociation. I terapi kan du få möjlighet att närma dig traumatiska minnen, andra delar inuti, lära dig nya sätt att handskas med det som är svårt och att handskas med alla känslomässiga reaktioner på det du varit med om. Det finns också en rad olika behandlingar där du kan få hjälp att försöka nå det som ligger bortom orden, till exempel musikterapi, bildterapi och olika typer av kroppsliga behandlingar.

Det är inte alltid det är möjligt att bli av med dissociationen helt, men det går att få hjälp så att livet blir bättre. Den skräck och ovisshet som kan vara förknippad med symptomen kan lugna sig om man möter en behandlare som förstår vad det är man kämpar med, vilket kan göra att ens liv blir lättare. Överlag är de olika dissociativa tillstånden förknippade med stress. Eftersom rädsla är en form av stress kan de bli värre av just rädsla. Det går ju inte att sluta vara rädd bara för att man vill, men hittar du någon som är känns trygg i förståelsen av dina problem kan rädslan lugna sig och ibland lugnar sig även symptomen av det.

Är ni flera delar inuti kan det vara möjligt att integreras och bli bara en enda, men det är inte alltid det är möjligt eller önskvärt. Ibland kanske livet fungerar bättre om man fortsätter att vara flera och ibland är det helt övermäktigt för en enda att bära på alla minnen, tankar och känslor. Även om det är så betyder det inte att inget kan bli bättre eller att ni behöver finnas i ett ohanterbart kaos med ständiga bråk mellan olika delar. Med hjälp går det att hitta ett bättre samarbete, bli mer vänner med varandra inuti och fungera på ett annat sätt. Kanske blir ni också mer sammedvetna och får mindre problem med minnesluckor.

Det finns väldigt mycket att säga om olika behandlingsformer, så mycket att det skulle räcka för att skriva flera böcker. Det är böcker som bättre skrivs av någon annan än mig, så jag vill inte säga så mycket mer om behandlingar. Det som känns viktigast att säga är att det går att få hjälp. Kanske kan dissociationen inte försvinna helt, men livet kan fungera bättre och du kan må bättre.

Ett av de svåraste stegen i att få behandling för dissociation är tyvärr att hitta någon som förstår sig på problemen, tar dem på allvar och har kunskap nog för att hjälpa. Det går sällan lätt. Men försök att inte ge upp om du befinner dig i en sån kamp. Det finns behandlare som har kunskap om dissociation och jag tror att de blir fler och fler. Förhoppningsvis hamnar du hos en av dem till slut.

En förteckning av de källor jag använt mig av finns i slutet av boken.

Vill du läsa mer om dissociation finns det boktips, länkar till bloggtexter, artiklar och liknande i *Länksamling – texter om dissociation* som du hittar på adressen regnlund.se/dissociation

Jag vill också rekommendera ett stafettkonto som finns på instagram, där olika människor som själva upplever eller har upplevt dissociation delar med sig av sina tankar och erfarenheter. Det heter *Om dissociation* och du hittar det på adressen instagram.com/om.dissociation

Orsaker till dissociation

Var har dissociation sin början?

Annika

Var har dissociation sin början? Det finns inget enkelt svar på den frågan, och samtidigt finns det ett enkelt svar. Dissociation har sin början i smärta; en djup, olidlig, oändlig smärta. Den smärtan ser olika ut för oss, men vi delar samtidigt den. För mig beror min dissociation på att jag har varit utsatt för sadistiska sexuella övergrepp under tio års tid. Alltså hela min barndom. En smärta så djup och fruktansvärd så att jag inte har kunnat hantera den på något annat sätt än att stänga av.

Jag kunde inte komma undan rent fysiskt, därför flydde jag från situationerna mentalt. Jag fanns inte där längre, det var bara min kropp, eller mitt skal, som Jonatan säger till Skorpan i bröderna Lejonhjärta, då de står inför randen att lämna Nangijala för att komma till Nangilima. Det är ett fantastiskt skydd som vårt psyke använder sig av för att en inte ska gå sönder helt. För en människa, ett barn, skulle inte överleva sådana övergrepp utan det skyddet. Det är en superkraft som vi alla besitter och som tas fram som ett yttersta försvar för angrepp mot själen. Dock går man sönder, inte helt, men ens person splittras upp, som skärvor som behöver sättas ihop igen.

På utsidan ser ingen på mig vilket mörker som befinner sig på insidan. Det är också ett försvar, ett skyddsnät, att sätta sig i tryggt förvar inne i en osynlig bubbla. Ungefär som en sådan där snöglob som barn får vid jul. Den är vacker på utsidan, men på insidan så ser det annorlunda ut, att gång på gång skakas runt i en bubbla som inte går att ta sig ur. Den bubblan har jag satt upp själv, fast det är inte riktigt sant. Snarare tvingades jag att sätta upp denna bubbla på grund av andra människors ondska. Och för att komma ur den krävs professionell hjälp. Det går inte att ta sig ur den själv. Rent konkret innebär denna bubbla komplex PTSD och dissociation för mig. Svåra och tunga diagnoser att bära. Men det finns hopp. Det går att läka, i alla fall någorlunda. Sakta, sakta går det att integrera delar av mig som stannat upp i tid, i en hemsk tid, där de (jag) inte hör hemma. Jag hör hemma här och nu. I en person. I mig.

Flykten
Sanna

Jag springer med rasande tempo rätt ut i skogen. Jag har skenat här förr, ändå är det okänd terräng. Ändå lika riktningslöst rusande. Hjärtat slår uppe i huvudet, hårt i bröstet, andningen så tung. Jag tänker inte, bara manar på kroppen. Fortare, fortare. Blicken är omväxlande rakt fram, omväxlande ner mot den mark mina fötter ska ta avstamp mot inför nästa rörelse framåt. "Nu gör vi såhär". Morfars röst. "Du springer. Den som hittar dig får dig. Spring!" Sekunden före jag skenar så är kroppen seg, otillgänglig i sin kontakt med hjärnan. Kommandot "spring" träffar hjärnan men leder inte till aktion. Morfars ansikte nära mitt. "Spring", väser han. Som om han frigör min kropp börjar den röra sig. Framåt. Klumpigt över staketet. Benen känns som om de inte tillhör mig. Men de för mig framåt, bortåt. Mot skogen med de höga tallarna.

Saga säger att hon inte kan berätta om buren. Jag vet att hon kan. Jag kan. Vi viskar orden tillsammans där inne i mörkret. De om hur vi ska klara det. Hur vi ska klara oss tillsammans. För i hemlighet är vi där tillsammans och jag som inga hemligheter har för morfar har ändå en. Jag förstod nog inte att det var en hemlighet. Jag förstod nog inte att han inte visste vilka vi är, hur vi är. Jag trodde att han visste allt om oss och jag trodde att vi var normala, som alla andra. Inte några konstiga som man kan slå upp saker om i en bok. Jag är ändå lättad över att vi är som vi är, för alternativet hade varit fruktansvärt. Alternativet hade varit att jag var ensam där i buren.

Du förstår, han stänger in mig där för att jag inte var en god tjänare, inte gjorde vad han behövde, inte förstod hans behov, inte uppvisade det rätta engagemanget, inte var uppriktigt ärligt älskande utan gjorde det av plikt. Det är förvirrande hur pliktkänslan är så framhållen. Men i samma stund som jag når den så är också det fel. Jag kan ta straff. Men mörker i buren utan att förstå vad jag gjort som orsakat straffet är svårt. Jag kan inte lösa situationen, jag kan inte finna änden på repet och låta tankarna väva sig runt det och bilda lösningar, forma ord och handlingar som ska bli vägen från mörkret till morfars famn. Jag kan inte nysta för det finns ingen ände att börja vid. Hur uthärdar man mörker utan en ände att börja vid?

Sara säger att hon inte minns. Det är själen som inte orkar minnas, inte tankarna som har glömt, men det hon säger är ju ändå sant. Man kan inte styra över vad som får själen att svikta. Siri säger åt mig bära åt henne, men jag förmår inte.

Det är så enkla saker. Du tror kanske att jag ska beskriva något fruktansvärt övergrepp, något som slår hål på hela ens inre, våldsamt eller fysiskt eller jag vet inte. Något fruktansvärt som förklarar varför jag är den jag är. Varför vi är flera.

Men kanske är sådana saker på sätt och vis lättare att beskriva än skammen. Den ordlösa skammen att vara bortkastad, inlåst och inte få finnas i hans närhet mer, utan att förstå varför. Och utan att kunna söka reparationsmöjligheter. När han ser att jag kissat ner mig är det förnedrande, men det är hans blick som gör de djupaste hålen av alla. Det är där vi är fast. I ögonblicket där han ser oss djupt in i ögonen. Jag försöker styra min blick mot hans och hålla den stilla, men den darrar och jag tänker hackiga tankar. Osäkra, otrygga. Tänker förlåt mig snälla och se inte vad jag gjort och låt inte paniken synas, jag älskar dig, jag lovar dig det. Och han går. Bara så.

De försöker ta vårt liv. De tränger in mig längst in under sängen med sina ljud där utanför. Jag hör att de kommer närmare. De vet att jag är här men jag förväntar mig ändå, som av ett under, att de förvånat ska öppna dörren till morfars rum och konstatera att jag inte är här. Hon är borta, hon försvann. Att det är vad som kommer ske nu. På samma gång som mitt inre är övertygat om att jag kan göra mig trygg här längst in, att jag kan knipa ihop mina ögon som ett led i att göra mig själv osynlig, vet jag också att de kommer finna mig. Det kaotiska inre med paniken sekunden innan de ser mig och den samtida övertygelsen om att jag har lyckats skydda mig och gjort mig osynlig, slår ut min rörelseförmåga. Kroppen blir till ett ingenting som ligger fullt synlig under sängen för den som lyfter på det bruna överkastet. Det som hänger ner mot golvet. Själen fortsätter sin osynlighetsbana och flaxar iväg ut genom dörren i samma ögonblick som handen tar tag i min spända arm. Armen som leder vidare till min hand tryckt mot ansiktet. Det luktar damm och magen släpas mot golvet. Magen måste vara bar, för huden klibbar lite mot plastmattan som den dras mot. När handen drar hårdare bränner det till lite om magen och axeln. Min ena hand är kvar mot ansiktet, som om man kunde fortsätta fly inom sig efter att den fysiska flyktmöjligheten har försvunnit. Nu finns inget av mig kvar här annat än skalet. Skalet kan de få. Skalet som ändå aldrig är jag, som ändå bara är skådespelet av vad de vill att jag ska vara. Jag lämnar dig nu, kroppen. Jag lämnar dig nu. Jag kommer aldrig mer igen.

Övergående
Cathrin Monell

I
Den malande pressen
Jag lämnar ramarna
Vad betecknar mitt namn?
Avtrubbat
Främmande

Knuten vid sidan av vården
Här finns bara kyla
Asfalt
Och ensamhet
Hån och ifrågasättanden

Handlar du om något
Lilla vän?

Vill ni verkligen mitt bästa?
Vågar inte lita på

II
Och så det sänkande steget
Hinder knyts upp
Vanan byggs på tills det rasar

Jag ser orden byta riktning
Framför mig
Manifesta
Skriket

Har aldrig sett ordens rörelser förut

Tala om för mig
Var sak har sin plats

Även orden fallande som lönnlöv
Surrande som getingar

Så här vill inte tillvaron nöja sig
Tror inte på det jag ser
Logiskt tänkande

Tror inte på det jag skrev

III
Måste till akuten
Innan det är försent
Medan jag åtminstone kan röra mig
Medan kroppen lyder order

Hur gör man
När man klär sig?
Små och stora omöjligheter

Som säger nej
Med eftertryck
Inte mer nu

Sitter i mörkret
Februari
Väl att jag inte är ensam

IV
Den här dagen
Logisk följd av den förra
Nedåtgående

Detta är bara ord
Jag kan inte avbilda något annat

Krängande intryck
Hela vägen upp till halsen
Måste få ett slut
Temporärt

Och i mörkret
Alla katter
Det skymmer redan nu
Naturligtvis

Undantag

Det är sanning nu
Det är vad det gäller

V
Sånt där man just minns
Mer än orden
Så överväldigad
Som då
Bara björktrasten som varnar med ett skratt

Tassar runt kärnan

Jag saknar inget
Och allt

VI
Ingen kan nå
Viljan att förklara
Sätter ur spel
Kända kategorier

Som att stenarna faller till botten
Som att orden löses upp i luften
Som att ni kommer att vilja låsa in mig

Ur spel
Drivande
Att sjunka dit jag inte lyssnar
Avstängd
Tillåter

VII
Orden min enda egg
Allt som smärtar
Säger stopp
Böner och blindhet
Hjälp mig

Hamsterhjul

M. Nyström

Där låg jag igen, med benen isär och hans tunga kropp över mig. Där låg jag igen, men jag var inte där. Jag var någon annanstans. Han hade mitt skal i sitt våld, han hade inte mig. Jag hade lämnat min kropp och ikväll stod jag vid fotändan av sängen och såg på. Jag tänkte på hur det brukade kännas, de första gångerna han förgrep sig på mig då jag fortfarande fanns kvar där inne i kroppen, det som nu bara är ett tunt, skört och grått skal. Smärtan. Som att blodet stormkokade och frös till is på samma gång, lungorna som slutade att fungera och hjärtat som klappade så hårt innanför revbenen så att jag var rädd att de skulle spricka och gå itu. Med tiden kom vreden. Jag mindes hur jag gjort några tappra försök till motstånd, hur jag försökt välta bort hans tunga kropp som visade sig vara helt orubblig. Jag hade skrikit, sparkat och slagit men till slut hade jag gett upp. Nu stod jag bara tyst vid sidan av och såg på. Hans tunga kropp över det livlösa skalet med tom blick. Jag hörde på hans andning att det snart var färdigt och dags för mig att sväva tillbaka in i flickan som låg där på sängen igen.

Och så var det över – för honom i alla fall. Sakta sjönk jag tillbaka in i kroppen som nu skakade som ett asplöv. Långsamt fick jag tillbaka medvetandet, kände hur tårarna bildat kalla blöta fläckar på kudden och hur det brann innanför huden, som tusen nålar i hela kroppen. Miljontals nålar. Det gjorde för ont, jag ville ut igen. Paniken spred sig snabbt genom kroppen och jag kände mig som en fånge där inne i skalet. *Måste* ut igen. Jag började riva mig själv på underarmarna som i ett desperat försök att lätta på smärtan, släppa ut den genom de avlånga groparna mina naglar skrapade upp i huden. Andrum. Allting virvlar runt, runt som ett inferno i min hjärna. Jag river ännu hårdare, djupare. Den fysiska smärtan är förlösande och jag känner hur mitt hjärta börjar sakta ner och återgå till sin normala rytm. Jag blir efter en stund något klarare i huvudet och försöker samla tankarna. Känner hur de allt mer bekanta overklighetskänslorna börjar klia innanför huden. Jag sneglade försiktigt åt hans håll.

Där låg han igen, men han var inte där. Det var inte killen jag några år tidigare förälskat mig i jag såg där på andra sänghalvan. Han var också någon annanstans. Jag undrade alltid vart han tog vägen i stunder som dessa för jag såg inga som helst spår av honom, han var som utbytt. Hade han också svävat ut och stod vid sängkanten och såg på? Jag snyftar till lite för högt och han slår upp ögonen och ger mig en svart iskall blick. Det var som om vi läste ur manus han och jag. Samma visa varje kväll. Vi satt fast i ett hamsterhjul som bara ökade i hastighet och nu var det dags för kvällens andra akt. Jag skulle hålla käften och sluta fjanta mig och det *nu*. Fem sekunder senare kom det, det första slaget, tätt följt av en kudde hårt nedpressad över ansiktet. Han hade ju sagt åt mig att hålla käften, varför lyssnade jag aldrig? Halva jag var fullständigt rasande, resterande halvan lamslagen av skräck. Jag förmådde mig inte att göra minsta ansats till att försvara mig, jag skulle ändå aldrig vinna det här, jag visste ju det. Jag orkade inte försöka mer, det var lönlöst, min kropp hade gett upp. Den lydde inte längre, den var som förlamad. Tanken på att han kanske skulle lyckas kväva mig med den där kudden kändes ändå någonstans ganska befriande. Till sist släpper han taget, jag kippar efter luft och får en spark i sidan så att jag flyger ur sängen.

På något vis infinner det sig återigen ett lugn när min kropp landar på det kyliga golvet, även insidan av kroppen börjar stänga av. Det är som att jag hela tiden svävar in och ut ur medvetandet, som om jag hade en av- och påknapp som glappade ordentligt. Medan jag stirrar ut i det kolsvarta rummet upprepar jag samma ord som ett mantra i mitt huvud; det här händer inte, det är bara en dröm. Jag upprepar det så många gånger att jag börjar tro på det. Jag blinkar bort ett par tårar och försvinner in i det silvriga gardinmönstret. Så många gånger jag har legat där i sängen medan han gjort sitt och stirrat in i det, liksom försökt försvinna in i det där jävla mönstret. Som att jag på något vis försökt hypnotisera mig själv. Ibland lyckades jag ganska bra när det blandades med tårfyllda ögon. Det gällde att studera det där jävla mönstret, som om livet hängde på det – det var bokstavligt talat så det kändes. *Släpper jag fokus från gardinen, då dör jag nog.* Kanske känner jag för mycket och exploderar eller så inser jag vad det faktiskt är som händer, gör motstånd och han dödar mig. Än idag, flera år senare, så ser jag fortfarande de där jäkla gardinerna framför mig så snart jag sjunker ner i min avgrundsdjupa grop av meningslöshet och självhat. Ett tag efter uppbrottet var de allt jag mindes av allt det där onda, jag förstod inte varför, jag bara visste att jag hatade dem.

Så, där låg jag, apatisk i fosterställning. En sorg-lig liten hög på golvet. Hur länge hade jag legat där? Tio minuter? Två timmar? Tre? Jag hade ingen aning. Inte brydde jag mig heller. Imor-gon skulle allt ändå ha smält samman till ett dovt brus, allt skulle vara en suddig soppa. En dröm, en fullständigt fasansfull dröm. Ni vet, en sådan man inte riktigt kan skaka av sig, som liksom hänger sig kvar och lägger sig som en blöt, kall och klibbig filt och tynger ner ens axlar under dagens första timmar. Han och jag, vi skulle vakna i morgon och inget av det här skulle finnas kvar. Åtminstone skulle vi inte prata om det igen, någonsin. Vi skulle fortsätta vidare till akt num-mer tre där hans roll gick ut på att låtsas som om ingenting hänt och vid minsta lilla påminnelse från mitt håll hota med första bästa tänkbara scenario som skulle få mig att tystna. Min roll gick ut på att finna mig i det.

Jag kröp försiktigt tillbaka upp i sängen till slut och dåsade till. När jag slog upp ögonen igen var det ljust ute. Jag har alltid älskat det där första ögonblicket när man vaknar, de där två-tre still-samma sekunderna man får innan verkligheten kommer ikapp och knockar omkull en med full kraft. I två-tre sekunder så gjorde det inte ont. I två-tre sekunder var jag normal. Jag var som alla andra. Så var det dags, akt tre. Jag hade blivit riktigt duktig på att spela mina roller vid det här laget, så duktig att jag numera utförde de flesta av mina sysslor per automatik. Som något slags robot. I själva verket var jag allt mer sällan över-huvudtaget närvarande. Det var för det mesta skalet som tog hand om det där nu. Skalet visste precis vad vi förväntades svara på tilltal, när vi behövde le uppmuntrande och vilka frågor som det var okej att ställa och inte. Hon hade lärt sig hur vi skulle uppträda då andra människor när-varade och hon hade lärt sig att tillaga alla hans favoriträtter. Skalet hade koll. Jag såg mest på eller drömde mig bort. Det var bäst så, för oss båda. Vi kom mer smärtfria undan utan fight och det var mest jag som ställde till det för oss. Det var bättre att jag tog ett steg tillbaka i den mån det var möjligt.

Jag tassade så ljudlöst jag kunde ut ur sov-rummet och stängde in mig på toaletten. *Andas in, andas ut.* Det kändes som att allt omkring mig bara snurrade, runt och runt. Jag grabbade tag i handfatet som för att förhindra att dras med i virrvarret. Jag stirrade in i min spegelbild som med trötta, något rödgråtna ögon stirrade tillbaka på mig. Blicken letade sig fram över mitt ansikte, sökte efter spår av paniken men min yta visade inte ens med en krusning tecken på kaoset inom mig. Höll jag på att bli galen? Frågan som ständigt dunkade inom mig i mitt allra mest försvarslösa. Jag kunde inte längre riktigt urskilja vad som var på riktigt och inte. Inbillade jag mig alltihop? Kanske var jag galen, precis som han sa. Jag tyckte mig för ett ögonblick skymta flickan jag en gång var i ansiktet som stirrade tillbaka på mig i spegeln. Kanske fanns hon kvar där inne, kanske hade skammen tagit henne som gisslan. Jag noterade plötsligt hur hans fotsteg närmade sig och bröt den öronbedövande tystnaden. Han var vaken. Det bekanta hugget av rädsla fick mig att vakna upp ur min bubbla och allting slutade att snurra. Jag var med ens tillbaka i nuet och det var dags för akt nummer tre.

Han mumlade god morgon när jag öppnade dörren och jag mötte hans blick. Såg in i ögonen som en gång känts så varma, snälla och trygga. Nu kändes det som att min blick färdades ljusår innan den nådde fram. De var åtminstone blå igen, det svarta vansinnet som funnits där kvällen innan var som bortblåst. Jag fortsatte förbi honom ut i köket, slog på kaffe. Kikade ut genom fönstret, tittade ner på människorna där utanför, på dem som passerade förbi på gatan som om ingenting hänt. De levde andra liv. Liv där marken de gick på bara var just det, mark. Inte ett minfält. De rörde sig fritt. Jag slängde avundsjuka blickar efter dem och fantiserade om hur det skulle kännas att vara en av de där figurerna ute på gatan med ett leende på läpparna. De såg så bekymmerslösa ut där de skred fram med lätta steg.

Han hade kommit ut i köket, jag märkte det inte förrän han stod alldeles bakom mig och frågade vad jag höll på med. Jag hoppade till. Jag hade svävat iväg igen, låtit honom vänta. Jag måste skärpa mig. Skalet satte genast fart. Hon dukade fram frukost, dukade av. Skötte sina sysslor exemplarisk. Lade mödosamt på ett alldeles för tjockt lager smink för att försöka täcka de mörka ringarna under ögonen. Desto mer smink hon la på ju lättare var det också att gå in helhjärtat i sin karaktär. Det var lättare att spela levande när man såg levande ut. Nu var gårdagen bara en grå skugga, ett vagt, suddigt eko av något hon inte ville kännas vid. Så som alla andra dagar. Det betydde att det var säkert för mig att inta kroppen igen.

Det var lördag, vi skulle ut någonstans, jag brydde mig inte om vart. På hemmaplan var vi allt som oftast bittra fiender, men så fort vi klev utanför ytterdörren så var det vi mot världen. Ett team. Aldrig skulle någon utanför vårt hamsterhjul ana vad som egentligen försiggick bakom dess väggar, vi var för skickliga för det. Speciellt han. Jag slutade aldrig förundras över hur han kunde göra en helomvändning och gå från monstret jag levde med till sammanhangets mittpunkt bara genom att kliva in i ett rum. Min roll här var mest att finnas vid hans sida. Som en accessoar. Le mycket, bekräfta hans påhittade historier och inte göra något väsen av mig. Mest av allt skulle jag ha velat stanna hemma själv. Jag behövde vila, gråta och skrika ur mig raseriet som åt upp mig inifrån, men det här var det näst bästa. Jag fick en paus. Jag behövde inte vara speciellt närvarande. Bara jag såg till att nicka lite uppmuntrande ibland så att jag såg ut att hänga med i samtalen och skratta när de andra skrattade så brukade jag klara mig. Lätt som en plätt.

Kvällen tog till sist slut och det var dags att fara hem. Jag mindes knappt ett ord som sagts eller vilka vi pratat med men det spelade ändå ingen roll. Spelade någonting någon roll längre? Jag fastnade i tanken och försökte komma på något som fortfarande hade betydelse. Innan jag kommit fram till ett svar var vi hemma igen. Vi fortsatte i våra "utanför huset-karaktärer" en stund till fast vi hade kommit innanför tröskeln och stängt om oss. Jag försökte desperat hänga kvar i den bubblan så länge det bara gick. Bubblan av oss som ett team, trots att jag kände hur spänningen mellan oss ökade i intensitet för varje sekund som gick, så som den alltid gör vid läggdags. Till sist sprack den, det gick inte att värja sig. Hamsterhjulet vann igen, det gick helt enkelt inte att få stopp på det.

Jag kröp ner i sängen och lindade täcket tätt omkring mig, en kort stund därefter kom även han och la sig, släckte lampan och allt blev med ens mörkt och tyst. Jag låtsades sova medan hjärtat slog tusen slag i sekunden. Jag tänkte på hur naiv jag var som trodde att täcket skulle skydda mig och att han skulle gå på mitt löjliga försök till att låtsas sova, men samtidigt, det var ju såhär det skulle vara, det stod i manus. Det dröjde inte länge förrän jag kände hur han alldeles för lätt tog sig in under mitt täcke och hur hans händer brände på min kropp. Precis som vanligt. Jag bönade och bad fast jag visste att det inte hjälpte och han sa åt mig att vara tyst, det skulle gå snabbare då. Jag gjorde som jag blev tillsagd, jag tystnade. Jag vred huvudet åt höger, mot fönstret. Mot gardinerna. Kände hur tårar av vanmakt fyllde mina ögon och gjorde mönstret alldeles suddigt innan jag försvann. Där låg jag igen, med benen isär och hans tunga kropp över mig. *Där låg jag igen, men jag var inte där.*

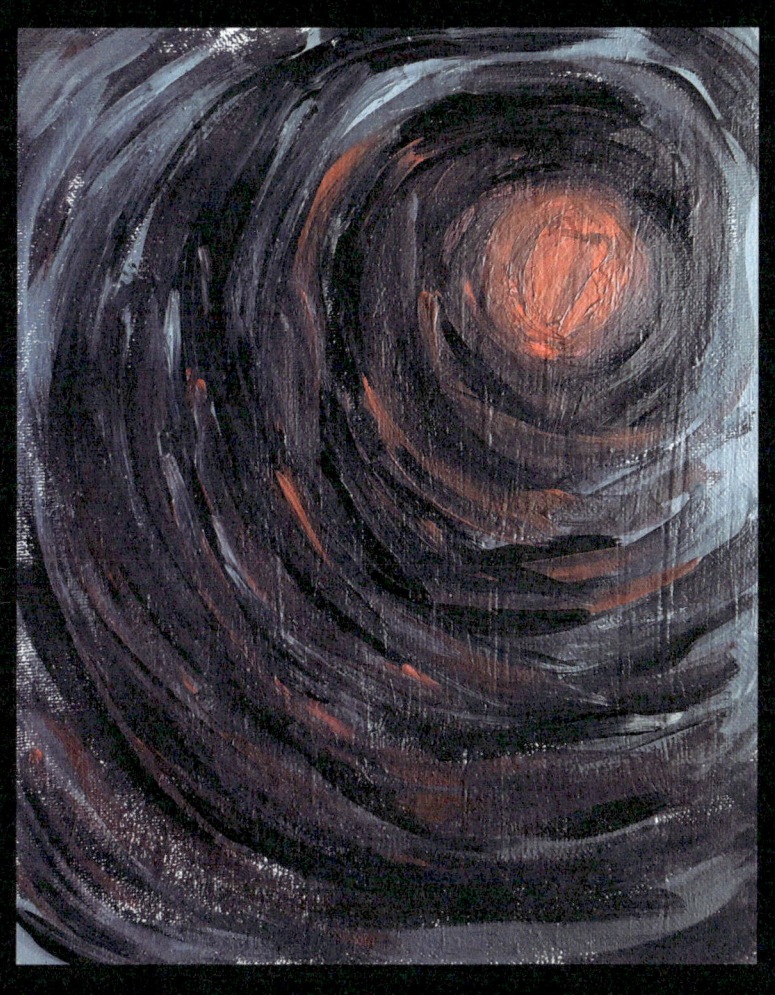

Föregående sida:
Utan titel
av SB

"Varför-pusslet" som aldrig verkar bli färdigt

ek

Jag var bara ett litet barn när jag blev utsatt för övergrepp första gången. Jag hade absolut inte ord för det som pågick. Minns bara fragment. Förövarna som vid olika tillfällen utsatt mig för trauman var personer jag var beroende av och som jag mest minns som trevliga, spännande och snälla. Jag stängde nog av de andra delarna för att överleva. En pusselbit?

En av förövarna var min förälder och han var dessutom en person som på olika vis är svår att leva med. Jag har, tillsammans med andra som levt med honom, hittat liknelsen att det är "som att leva på ett minfält". Det livet minns jag mycket mer av än de sexuella övergreppen. Jag var nog ganska rädd, för explosionerna gjorde ont. Jag blev tystad, hånad, ignorerad och förminskad om jag blev sur, arg eller bråkig. Det hjälpte mig aldrig att bli arg och försvara mig, så jag lärde mig att byta ut känslan ilska mot tankar och analyser. Jag blev bra på att byta perspektiv och *tänka ut* vad jag skulle *känna*. Jag kallar det för att "vända på känslor". Det är nog också en pusselbit. Jag vill gärna återerövra förmågan att känna de förlorade känslorna så jag sedan kan lära mig att hantera dem utan att vända på dem eller tränga bort dem.

Av någon anledning verkade det förrädiska ordet *duktig* tatueras in i min panna. Lite som

Harry Potters blixtformade ärr fanns det där under hela min uppväxt. Jag var högpresterande och omtyckt av både barn och vuxna. Saker jag gjorde blev belönade både socialt och mätbart. När jag stod med högsta betyg i handen efter årskurs 9 var pressen så stor att jag kastade mitt betygspapper på golvet. Jag fick panik och kunde inte hantera det så bra, trots att jag också var stolt och lättad. Nian hade varit ett jättetufft år för mig och jag hade precis börjat bli sedd och hörd av kuratorn när livet plötsligt skulle gå vidare. Jag skulle ha mitt första sommarjobb, hade kommit in på ett prestigefyllt gymnasieprogram och jag skulle dessutom vara perfekt och lyckad. En klasskompis skrev i min sluta-nian-bok att jag skulle tänka på henne när jag fått Nobelpriset! Ingen press. Antagligen dissocierade jag för att orka leva upp till mina egna och andras förväntningar. Inuti var jag ju trasig. Jag pusslar vidare.

Jag presterade också rätt bra på fritiden och fick åka på resor med musikskolan till flera länder och spela fotboll med de bästa i landet i min ålder. Jag var "stor och stark" och fick höra det ofta. Som tjej kan ett sådant epitet få ganska förödande konsekvenser. För mig ledde det till att jag kände mig **för stor** och utvecklade tidigt ett missnöje och en ganska skev kroppsuppfattning med ätstörningar och självskadebeteende som följd. Jag var elva år när jag fick mens och den växande kroppen började kännas mer i vägen. Jag skämdes för mig själv och tyckte jag hade för dålig självdisciplin. Det hade jag inte. Jag skämdes också för att jag mådde dåligt och letade nästan efter situationer där jag kunde få vara ledsen och bli omhändertagen en liten stund. Jag skadade mig med flit och låtsades ibland ha ont. Om jag verkligen hade ont eller var sjuk så fick jag panik för att jag förlorade kontroll. Då kunde jag spela fotboll med brutet revben, basket med en spricka i handleden och fotbollscup med penicillin och feber i kroppen. En gång hade jag hälseneinflammation och kunde inte sätta på mig skon, men gick till skolan i snön, med en sko. Jag minns bara att folk tyckte jag var knäpp, inte att det sannolikt gjorde väldigt ont. Jag förträngde och stängde av vissa delar av mig själv.

"Ansträngnings-astman" som jag fick konstaterad på vårdcentralen var med allra största sannolikhet panikångest och oförmåga att lyssna på kroppen. I efterhand har en gammal lagkompis påpekat att jag fick en panikattack i minibussen på väg hem från en fotbollsturnering. Den situationen uppfattade jag som en astmaattack.

Kommentarer om utseende, att inte vilja vara i sin kropp, att skada sig själv för att allt känns fel, att inte kunna hantera känslan av att förlora kontrollen, stänga av. Så många bitar i pusslet.

Sammanfattningsvis tror jag idag att jag *började* dissociera på grund av övergreppen som pågick under delar av min uppväxt med flera olika förövare. Det var för overkligt för att kunna få ihop i en enda verklighet. Jag delade upp den och stängde dörrar om vissa delar. I kombination med att vara högpresterande och uppfattas som stark och duktig blev det sedan ännu svårare att bygga en identitet där hela jag fanns med. Jag fortsatte kanske att låta vissa delar finnas och andra delar "försvinna".

Men det gick inte att pussla utan de försvunna pusselbitarna. När jag var ungefär 20 år lyste problemen igenom och jag började nysta tillsammans med en underbar terapeut. Det blev några skakiga år. Några år innan 30 tänkte jag att jag tagit mig igenom det värsta och kunde bli vuxen och välja mitt eget liv. Jag gjorde många bra val och tog mig långt men kraschade ändå vid 30 och insåg att jag, trots alla bra val, inte lyckats med att skapa en hållbar identitet och ett hållbart liv. Det var som att min identitet smulades sönder och livet förändrades väldigt mycket. Gamla sanningar stämde inte längre. Pusselbitar som jag tyckte låg bra började försvinna och flytta på sig och nya dök upp.

Jag sökte hjälp och där är jag fortfarande. Diagnoser, mediciner, behandlingar, behandlare, sjukvårdande enheter, inläggningar, rehabiliterande enheter, självhjälpsgrupper och så vidare. Jag letar mer hjälp, rätt hjälp, hjälp inom räckhåll och ett hållbart sätt att leva. Har mycket som är fint, men jag vet ofta inte vem jag är eller vem jag vill vara. Jag får helt enkelt kämpa för att orka, en stund i taget. Ibland hittar jag en fin pusselbit men har ingen aning om var den ska sitta. Ibland verkar pusslet ganska klart, ibland känns det som att alla pusselbitar slits isär och går sönder och ibland tänker jag att livet bara är ett pussel som inte ska bli färdigt och definitivt inte fyrkantigt.

Konsten att sluta springa

Bonnie Friedh

När jag var 6 år gammal och gick i förskoleklass blev jag framröstad till att vara klassens lucia. Mina vänner blev jättearga. Jag minns att de låste in sig i ett rum på skolan och vägrade komma ut på hela dagen. Utanför satt jag och förstod inte vad jag hade gjort för fel. "De är bara avundsjuka", fick jag höra. Men jag ville inte bli lucia. Jag ville bara ha mina vänner. Jag bad om att få slippa. Men jag slapp inte. Någonstans där om inte tidigare började min resa, en resa som ständigt innebar att vara den andra ville att jag skulle vara.

Jag kom från en familj där min mamma som 16-åring blev stadens lucia, och hon var en framgångsrik friidrottare. Båda mina föräldrar har haft framgångsrika karriärer. De var bland de första i sina respektive familjer som gick en akademisk utbildning. Det var aldrig några frågetecken. Jag skulle prestera.

Bakom fasaderna av karriärer, hus, bilar, båtar och fina semestrar pågick destruktiviteten. Jag skulle kunna skriva en text om denna destruktivitet, saker jag fick gå igenom som inget barn ska behöva gå igenom och mina föräldrars dysfunktion. Men det här är inte den historien.

I början var det inte svårt. Prestationerna bara kom. Jag hade lätt för mig i skolan. Jag lärde mig snabbt. Var omgivningen nöjd? Jag vet faktiskt inte riktigt. Jag tänker att det nog bara förutsattes att det skulle vara så. "Titta på henne, henne är det ordning på", sades det. Kom jag hem och hade ett fel på ett prov minns jag hur min pappa alltid frågade "Vad hade du missat då?".

Det gick alltid att göra lite till. Putsa lite på betygen eller putsa lite på utseendet. Jag var en mästare på att äta, eller inte äta. På mina känslor. Det blev mitt sätt att kontrollera kaoset. Jag tror aldrig att jag har känt mig hel, jag har alltid haft ett hål inombords. Resan till att kunna sätta ord på det har dock varit lång och krokig. Det jag idag vet var ångest och ett inre som skrek "snälla se något annat än min yta och mina betyg, jag har ont!" tolkade jag då som något skamligt. Något som låg andra till last och som var ett svaghetstecken. Jag kunde ju inte ens sätta ord på vad det var som kändes fel. Då kunde det väl inte vara värt att störa någon annan med det?

Så jag sprang vidare tills det helt plötsligt inte var lika lätt längre. Jag läste och läste, samma mening om och om igen utan att någonting fastnade. Jag hörde inte vad lärarna sa på lektionerna och kunde inte sitta still eller koncentrera mig. Jag började sova dåligt. Jag försökte ständigt pressa mig själv hårdare. Jag skämdes för att jag inte orkade. Hemma hos oss hade vi aldrig pratat känslor så jag visste inte hur jag skulle hantera det. Men visste min omgivning? Visste vuxna i min närhet hur de skulle hantera mig och mitt mående? Hur de skulle hjälpa mig att sätta ord på vad det var som pågick inom mig? Nej, absolut inte, inte till en början. Idag som vuxen tror jag att folk visste så mycket mer än vad de sa till mig. Men de visste inte vad de skulle göra med det. Så hur skulle jag veta? Hur skulle jag förstå att det var okej att känna och be om hjälp, att det som pågick inte var mitt fel?

Jag slutade nian med jättebra betyg trots att mitt mående blev sämre och sämre och gick vidare raka spåret in på naturvetenskapliga programmet på gymnasiet. Här blev det ännu svårare. Biologi, matte, tyska och svenska. Svenskan var värst. Jag som alltid hade älskat att skriva. Nu när det skulle betygsättas kändes det bara motigt. Jag fick knappt ur mig ett ord. Och med detta växte mitt självförakt och min ångest. Jag var värdelös i mina egna ögon.

"Jag måste ha de där höga betygen så att jag kan bli något, så att jag kan bli någon! Så att folk kan tycka om mig. Så att jag kan bli läkare eller advokat. Jag vet inte ens om jag vill bli något av det. Men om en är det, så är en någon. Då kommer folk att kunna älska mig och jag kommer att bli en lycklig människa". De tankarna malde i mitt huvud varje dag.

Stressen blev för mycket, kroppen började säga ifrån. Den var trött. Huvudet gjorde ont varje dag. Och vad gör en när huvudet gör ont? Man tar en värktablett. Och när den inte hjälper. Då tar en ännu en. Två blev tre. Och tre blev åtta. Jag insåg snart att det inte bara var huvudvärken som blev bättre av tabletterna. Stressen och pressen kändes också något mer uthärdlig. Även självföraktet gick att hålla i schack på detta sätt och jag fortsatte mitt experimenterande med tabletterna. Detta var innan apoteken började kolla legitimation på receptfria läkemedel så det var aldrig några problem för mig att få tag i tabletter.

Till slut kom jag inte ur sängen utan att börja dagen med ett par tabletter. De blev mina ständiga följeslagare, jag hade dem alltid med mig. Så snart min ångest blev för stark och allt snurrade så tog jag mitt glas som jag hade i skåpet på skolan och begav mig mot toaletten. Så snart jag svalt tabletterna så lugnade sig karusellen i huvudet. Världen lugnade ner sig och jag kunde återvända till lektionen och orkade koncentrera mig ett tag till. Tills jag inte kunde det längre. Ångesten blev till slut för mycket. Jag började leta efter andra sätt att hantera min ångest på. Självskadebeteende, att äta jättemycket eller jättelite, träning. Vad som helst som kunde skingra tankarna lite. Som kunde få stopp på kören av röster i huvudet. Om så bara för en stund. Den där kören som ständigt talade om för mig hur värdelös jag var. Och hur ingen tyckte om mig. Men kören blev mer och mer högljudd. Vad jag än gjorde så fanns den där.

Marilyn van Derbur som blev utsatt för incest under sin uppväxt beskriver det så bra. Hon beskriver hur hon delade sig själv i ett dagssjälv och ett kvällssjälv. En liten rädd flicka som satt på sitt rum i mörkret och en tuff framgångsrik ung kvinna som begav sig ut i världen och vann en massa priser. En ung kvinna som lovat den lilla flickan att "jag kommer tillbaka och hämtar dig", men som i själva verket föraktar den lilla flickan och inte alls vill hämta henne. Som saknar förmåga att känna medkänsla med barnet och vill fly från allt som är hon. Som rent av hatar henne. Men den lilla flickan glömmer inte att vi har lovat att hämta henne. Hon blir mer och mer intensiv i sina försök att få vår uppmärksamhet. Symptomen blir värre och värre: ångest, känselbortfall, minnesluckor och overklighetskänslor. För hon vill bara att vi ska ta henne i famnen och säga att "det är okej, det är över nu, du är trygg". Men jag är så rädd för att gå sönder om jag gör det. Och då kan jag inte prestera. Och vem är jag då? Jag vet att ingen annan kan göra det åt mig. Jag måste själv ta steget och öppna famnen för den där lilla flickan som aldrig för sitt liv ville bli vald till lucia och inte förstod varför alla blev så arga. Hon vill ju bara ha en kram. Och det är bara jag som kan ge henne den. Jag måste, hur läskigt det än är, gå tillbaka till det där mörka rummet och hämta henne. Jag måste lära mig att älska henne. För hon är jag.

Jag är 27 år gammal och jag har just slutat springa. Försiktigt börjar jag närma mig det där som jag flytt ifrån i hela mitt liv. När jag begravt mig i arbete, studier, volontärarbete och andra aktiviteter. Allt för att slippa tänka på och känna det där som är så himla skrämmande. Jag har fortsatt att behandla mig själv på samma sätt som jag blev behandlad som barn. Men det räcker nu. Jag ska tillbaka till det där rummet. Jag ska tillbaka dit, plocka upp den rädda lilla flickan, hålla henne hårt och aldrig mer släppa. Det är jättejobbigt, det finns ju en anledning till att jag har flytt i hela mitt liv. Det är kroppens försvarssystem. Min kropp har egentligen gjort precis det den ska. Den har tagit mig igenom saker jag inte skulle ha behövt uppleva. Men jag kan inte fly längre. Det är inget liv. Så även om det är svårt så ska jag göra det. Det är jag skyldig den där lilla flickan. Jag ska tala om för henne att ingenting av det som hände var hennes fel och att jag aldrig någonsin kommer att låta någon behandla henne illa igen. Aldrig.

Dissociativ konstnär

Lis Lovén

Plötsligt likt en stegrande hingst klövs något inom henne. Hon rusade efter pennan. Måste måste få ner sina associationer. Det var som om hennes konstnärspersonlighet både kunde hjälpa och stjälpa henne. Sina erfarenheter såg hon genom en lins, genom ett filter som höll hennes inre på avstånd.

Att prata ut ibland kunde hjälpa. Att skingra tankarna lät banalt. De var redan skingrade. Avmätta, utmätta, på avstånd till hennes egen verklighet. Alltså kämpade hon för att lära sig att samla ihop sig själv. Stressen låg som en uv på hennes rygg. Hon fnittrade till. Hon hade berättat för sjuksköterskan att hon kände sig som en kokt rapphöna. Men hon talade aldrig ut om sin diagnos med någon. Hon pratade inte trauma med läkaren. Inte med vårdarna på mötesplatsen, ja, dagcentralen för psykiskt sjuka. Vad skulle hon säga som inte redan var sagt?

Det var nog genom orden hon hittade en ingång till sig själv. Och en port in mot alla varför, hur, när, på vilket sätt. Vad hade hänt?

Som i en bisats störtdök döden över henne. Döden fotograferade henne i ultrarapid och gav en skev känsla inför tillvaron. När hon var trött kom det över henne. Eller nervös. Eller stressad. Som om hon per automatik tänkte tankar medvetandet pressade fram mellan hennes fingrar. Genom och i pennan. Som om hon var Miss

Jekyll och Miss Hyde. Och tänk, där på avstånd, i ett dis och en dimma kunde hon romantisera helvetet. Det var det som romantikens estetik var till för. Så mycket hade hon lärt och läst. Pressat fram aningar, slutsatser i en hjärnhalva som borde vara totalförlamad. Som om något inom hennes funktioner inte fungerade. Som om hon likt ett filosofiskt subjekt tvingade fram kunskap ur medvetandet. Tvingade sig att studera, läsa för att lära sig att förstå.

Hon tänkte att om halva problemet blev definierat var halva problemet löst. Att definiera. Att gripa tag i en stegrande hingst som vore den en animus inom henne och hänga med i bara farten. Det sades att den var hennes hjälpare, hennes totem. Vad visste hon? Ja, orden som symboler kändes som en läkande salva. Symboler strök henne med vingpennor av örnars flykt. Det kvinnliga i henne hade visst det känt en djurisk drift. Men den var så påträngande stark att den klöv henne i miljardtals bitar. Ja, hon hade varit där. Nere i spiralen av tid och rymd som byggdes av atomer. Efter det... efter det? Ja, då fick hon vara så god och försöka pussla ihop sin själ igen. Det skedde genom lyrik och poesie och dikt och förbannad lögn. Denna lögn som alla konstnärers illusioner vävs av.

Sedan tog hon sats. Började studera religion och allsköns andlighet. Och här hittade hon nya ingångar till medvetandets mänskliga historia. Som om alla bar med sig jungianska avlagringar av något, något vagt, något påträngande, tving- ande, lockande.

Allting har en bakgrundshistoria sades det inom den akademiska världen. Men kronologin i hennes livspussel hakades liksom ur. Som om hon måste bli Einstein för att förstå det postm oderna tänkandet. Och ändå var det genom att sträcka sig bakåt i tid hon fick tag på en tåt till ett nystan. Om hon virade upp det skulle allt få sin plats, i sin tid av sin plats. Det postmoderna tänkandet var nog kluvet, liksom tjoflöjt allt är gångbart. Gör film av din psykos till och med. Allt skulle fläkas fram. Det var nu inte dit hon ville. Hon längtade bara efter andlig helhet. På marknaden utlovades all slags psykologi. Som inte tycktes röra henne. Som om andlighet var så mycket mer än medvetandet orkade med. Här blev hennes fragmentariska livsberättelse just så sann som estetiken lovade. Märk väl, det var estetiken som lovade henne helhet och sanning. Som om hennes text var ett utsnitt ur ett större medvetande. Ett större helt där hon bara var en liten del. Inte undra på att så många moderna människor kände sig kluvna och främmande inför sitt eget liv. Var inte det en del av hennes bakgrund? Psykologin var för henne numera mer än mamma-pappa-barn. Allt var inte föräldrarnas fel, det hade hon slutligen kommit fram till. Hennes medvetande var del i ett större, i ett större vadå? Det var just denna storhet i livet som kunde göra den moderna människan främmande och dissociativ. Eller? Var det inte så? Som om de nog hade varit mer naturliga på stenåldern. Ja, på medeltiden. Under vikingatiden. Då man hörde hemma i kulturen. Numera sträckte sig kulturen ut i en medievärld med press, radio, TV, datorer, hysteri om idoler och gud vet allt. Allt det stressade medvetandet. Alltså började hon sakta försonas med sin familj och dess strukturer. Hon tänkte att hon ändå hade fått någonting hemifrån. På gott och ont förstås. Och då, när hon som sjuåring varit nära döden, det var då hennes trauma började. Det kunde knappast ha med familjestrukturer att göra. Och ändå så banalt.

Hon hade satt en karamell i vrångstrupen. Fick ingen luft. Paniken var så total att den klöv hennes medvetande. Hennes minne hade sedan den dagen fabricerat händelser, sagor, dikter, myter, ja, allt sköljde genom henne. Var det ett dissociativt minne som forcerade genom henne? Ja, troligtvis. Att hon kunde känna sig overklig. Men samtidigt. Plötsligt gav hon upp ett gapflabb just för att tillvaron var så absurd och abstrakt. Humorn hade hon med sig hemifrån. Den var ett slags räddning. Och humorn var enligt Freud en försvarsmekanism. Jo. Och konsten hon ägde i rikt mått hade gjort henne till den hon var... en dissociativ konstnärinna, en diktarinna... sin egen myt. Om det var sjukt så fick det vara det.

Mitt första minne av dissociation – eller hur Carola Häggkvist räddade mitt liv

Ellinor Wettergren

När jag numera 37 år gammal sätter mig för att skriva ner historien om hur det kom sig att mitt inre jag splittrades i flera delar så inser jag att berättelsen faktiskt inte är lika fragmenterad som jag känner mig. Jag delar med mig av några händelser i mitt liv, som jag minns det, som Mikael Persbrandt uttryckte det i sin självbiografi.

Jag gissar att min pappa, som på vissa sätt faktiskt påminner en del om Persbrandt, har en helt annan minnesbild än jag. Och att min mamma bara minns kärleken som hon gav. Men det här är vår sanning. Den lillas, tonåringens och den vuxnas. Vi vet precis hur det var att bli till och hur det är att finnas. Vi har tillsammans blivit en enda stor stark person som inte är rädd för att berätta.

De första minnena sitter i kroppen. En stark känsla av obehag, äckel, rädsla och framförallt skam har jag burit med mig så länge jag kan minnas. Någonting var fel i min familj. Helt fel. Men ingen förklarade vad det var som var på tok.

Idag vet jag:
* Dysfunktionellt familjemönster
* Alkoholmissbruk
* Omsorgssvikt
* Gränslöst sexuellt beteende

Idag vet jag också konsekvenserna för mig:
* Komplext posttraumatiskt stressyndrom
* Anknytningsproblem
* Dissociation
* Ångest
* Depression

Jag föddes 1981 och mina två äldre systrar, som är nästan tio år äldre än jag, har berättat att pappa drack redan när de var små. Han drack mycket. Tappade kontrollen. Kissade ner sig själv. Ramlade. Bar sig illa åt. Jag minns bara fragment av mina första år i livet. Men jag minns att från det att jag började skolan, då var helgerna och alla skollov det värsta som jag visste. Alla högtider i vår familj slutade i kaos, särskilt långhelgerna runt jul. Sista julen vi firade innan mina föräldrar skilde sig var 1984. Efter något slags julfirande hos släkten var pappa så full att han kröp, för full för att ens kunna gå. När han framåt natten stapplade upp för trappan till de vuxnas sovrum höll han ett stadigt grepp om mig. Ingen i min familj kan förklara varför, men han vägrade gå upp utan mig. Det gick inte att resonera i det läget.

Ingen vet vad som hände sedan. Mitt treåriga jag var ensam där uppe i sovrummet med en pappa som var för full för att veta vad som var fram eller bak ens på sig själv. Jag minns ingenting. Men i min kropp bor någon liten som ibland ryggar tillbaka av oväntad närhet. Någon som kan känna lukten av alkohol på mils avstånd.

Någon som känner på sig flera dagar innan om en konflikt kommer att uppstå på jobbet eller hemma hos vänner och bekanta. Den lilla som fortfarande blir rädd när någon höjer rösten och som inte trivs i festliga sammanhang där det dricks alkohol. Jag får en brännande känsla i magen när jag skriver detta. Efter många års traumabearbetning med en trygg terapeut så är rädslan oftast inte påslagen längre. Jag känner mig lugn i kroppen nu. Det har gått många år och nu är jag i säkerhet. Men den lilla finns i mig och min vuxna del låter henne komma till tals nu. Mina händer blir trots det svettiga, hjärtat slår lugnt med fasta slag och jag känner skam. I min familj skedde saker som man fortfarande inte får prata om. Vad kände den där treåringen? Var hon rädd? Frös hon till is i den stora vuxensängen? Tröstade hon sin pappa eller var han arg på henne? Ensam med en pappa som inte var pappa längre utan ett otäckt och farligt monster. Är hon verkligen jag? Kroppen minns saker som jag själv inte är medveten om. Ett är säkert. Hon kände sig inte trygg och omhändertagen. För den kvällen svek alla. Ingen får någonsin göra så mot ett barn.

Året innan den där julaftonen, 1983, hade Carola Häggkvist vunnit Melodifestivalen och jag spelade sönder LP-skivan hemma. Hon sjöng om känslor; i texterna bad hon om förståelse, kärlek och både ställde och gav svar på livets stora frågor. Varje ord brändes fast i mig. I Carolavärlden kunde inget ont hända. Jag satt ensam på golvet framför stereon med alldeles för stora hörlurar på. Under hela min barndom sjöng jag med i varje ord så högt att alla i familjen blev galna. Och min lilla barnkropp fick vila från verkligheten.

> *"Främling vad döljer du för mig?*
> *Vem vill du vara?*
> *Kan du förklara det för mig?*
> *Där bortom himlen finns en evighet*
> *om du vill upptäcka den här med mig.*
> *Sen blir vår kärlek aldrig främmande igen."*

> *(Från "Främling", 1983. Text och musik*
> *Lasse Holm och Monica Forsman.)*

Det här hände inte bara när jag var tre år. Det hände ofta. På helgen. När det var fest. Alltid samma sak. När det var dags att sova skulle jag alltid ligga bredvid. Oavsett hur full pappa var. Oavsett om han samtidigt skulle ha sex med någon av sina kvinnor i samma säng, eller skrika och bråka med henne samtidigt. Jag skulle ligga längst ut på madrassen. Tyst. Osynlig. Jag var fullkomligt paralyserad av skräck. Jag skämdes över att jag var vaken och medveten om vad de vuxna gjorde. Jag läste pappas porrtidningar, som han även visade för mig helt öppet, från fem års ålder. Jag har aldrig varit ett oskuldsfullt barn som undrat vad sexualitet egentligen är eller vad ordet *"knulla"* betyder. Ingen får någonsin göra så mot ett barn.

Jag låg alltid vaken på kvällarna, sov alltid med kläderna på hemma hos min pappa. Jag sov aldrig tungt, jag registrerade hela tiden de vuxnas rörelser, jag lyssnade alltid till deras ljud. Öppnades ytterdörren? Klirrade två flaskor till mot varandra? Vem kommer såhär sent?

Jag var ett barn som fick många utbrott, skrek och grät tills jag somnade på golvet av utmattning. I flera år sov jag alltid med en arm eller ett ben runt min mamma, av rädsla för att hon mitt i natten skulle försvinna eller förvandlas till ett monster. Jag använde napp tills jag var tio år och har fortfarande extremt svårt att somna på kvällarna. Min anknytning blev otrygg och desorganiserad eftersom mina föräldrar oftast var underbara och kärleksfulla men när som helst och ibland utan förvarning kunde bli hånfulla, aggressiva eller helt avstängda känslomässigt. Otrygg anknytning och övergrepp kantade båda mina föräldrars uppväxt. Den traditionen har jag ägnat hela mitt liv åt att bryta. Jag tvingade mina föräldrar att älska mig mer än de egentligen var kapabla till. Men jag blev också hela familjens tröst och snuttefilt. Jag kände alla deras känslor i min lilla kropp och jag ville rädda dem från deras ångest och rädslor. Gottgöra allt ont som hänt i släktens historia. Och den bördan var oerhört tung, så jag blev vuxen innan jag hunnit vara barn.

Carolas musik tycktes passa in för varje del av mitt liv. Eftersom jag inte visste själv att jag var splittrad inuti så förstod jag inte under barndomen varför jag aldrig kände att jag visste vem jag var. Allt kändes overkligt. Men jag minns ett tillfälle när jag var nio år. Den gången var det min mamma som druckit sig sanslöst berusad en nyårsafton som vi "firade" med hennes dåvarande partner. Jag kände att jag var på väg att ge upp helt. Jag orkade inte leva mer. Jag bröt ihop totalt den natten och grät tusentals tårar. Ingenstans kunde jag vara trygg. Inte med min pappa, inte med min mamma. Verkligheten var så långt från min fantasivärld. Till slut blev min mamma trött på mina tårar och skrek till mig.

"Men vad är det som är fel? Du har förstört hela den här kvällen!"

Mitt iskalla vuxna jag kom fram och jag sa helt enkelt som det var: "Jag är ledsen för att du inte tycker om mig."

Min mamma som vid det laget inte ens riktigt kunde stå upprätt på grund av alkoholen svarade: "Hur tror du att dina systrar skulle ha klarat sig i så fall?"

"Ja." Svarade jag uppgivet. "Du tycker väl om dem men inte mig."

Mamma gick ut ur rummet och jag slutade gråta. Ingen får någonsin göra så mot ett barn.

Nästan lättad över att jag till slut hade vågat fråga rakt ut och fått ett, som jag trodde då, ärligt svar, så släppte ångesten. Jag gick in i badrummet och såg spegelbilden av mitt nioåriga jag stint i ögonen. Rödgråten och svullen i ansiktet efter en hel kväll och natt av panikkänslor så tänkte jag för mig själv.

"Du är helt ensam i världen. Ingen bryr sig om dig. Du är så vidrig att inte ens dina egna föräldrar tycker om dig. Ingen kommer rädda dig från detta, för du förtjänar ingenting gott. Du måste klara dig själv från och med nu."

En enorm känsla av sorg kom för mig i ett ögonblick, men jag fick direkt en helt annan upplevelse i den stunden. Mitt sinne zoomade ut och jag såg mig själv utifrån. En röst inuti sa: "Det här är bara ett av tusentals liv som du levt på jorden. Just nu ska du leva som den här lilla nioåringen, och du kommer klara det. Sedan när du levt det här livet färdigt så kommer du att födas på nytt som någon helt annan. Din själ valde ett särskilt svårt liv den här gången, din uppgift är att lära dig att älska livet oavsett vilka hinder du möter."

Efteråt gick jag och lade mig i min säng. Men min mamma som fortfarande var väldigt full blev även hon förvandlad till ett monster. Några meter från min säng började de vuxna ha sex. Jag frös till is. Höll andan. Låtsades sova. Jag var helt övertygad om att de gjorde det medvetet, som ett straff för att jag förstört deras nyårsafton. Jag skämdes över att jag låg och lyssnade och inte kunde gå ut ur rummet eftersom jag var paralyserad. Äcklades av deras flåsande och ljudet av när deras kroppar rörde sig stötvis mot varann. Jag förintades, förnedrades, blundade hårt och önskade att jag skulle dö. Få födas på nytt. Ingen får någonsin göra så mot ett barn.

Trots att sådana här kvällar upprepades hela tiden hade jag kvar känslan av att allt det outhärdliga ändå var tillfälligt. Jag kände hopp. Bortom skräcken fanns även det som är så naturligt för ett barn, en enorm varm längtan efter mina föräldrar. I långa perioder längtade jag så mycket efter deras kärlek och närhet att jag varken kunde sova eller äta. Jag var så fylld av naiv villkorslös kärlek till dem och mina systrar. Det är jag än idag.

Några månader efter den där nyårsaftonen vann Carola Häggkvist Melodifestivalen igen och hon sjöng om mig och hur mycket jag älskade min familj. I fantasin var alla i min familj sammanlänkade själar som i just detta jordiska liv valt särskilt svåra öden för att utvecklas till nästa andliga nivå.

> *"Jag är fångad av en stormvind.*
> *Fast för dig. Ingenting kan hindra mig,*
> *när det blåser i mitt hjärta.*
> *Vi går tillsammans*
> *förenade av kärlekens band*
> *Min längtan vaknar*
> *när du ler och räcker mig din hand."*

> *(Från "Fångad av en stormvind", 1991.*
> *Text och musik Stephan Berg.)*

Men när mina älskade föräldrar förvandlades till de där otäcka monstren gång på gång, då gick känslorna inte alls att hantera. Något brast inuti. Mitt hjärta krossades av insikten att kärleken till mina föräldrar inte var besvarad. De ville inte bara vara härliga, nyktra föräldrar. De valde spriten och evinnerligt många tillfälliga sexuella relationer som bekräftade dem för stunden men som aldrig handlade om kärlek. Och jag kände det som att jag var den enda i familjen som försökte ta ett vuxenansvar för situationen. Som att jag var den enda som skämdes och var rädd för att de skulle gå över gränsen. Jag visste exakt när mina föräldrar druckit för mycket. Jag lärde mig att förbereda mig mentalt på att de skulle däcka, kräkas, bråka med sina partners, gråta och behöva min tröst och omsorg. Den vuxna i mig ledde dem längs vägen när de inte kunde hålla balansen. Torkade upp spyorna. Städade dagen efter. Bytte lakan när deras fulla vänner haft sex i min säng. Men den lilla var livrädd för att någon av dem, eller jag, skulle dö. När mamma däckade, inlåst i ett badrum i flera timmar på en kräftskiva. När pappa och jag sov i en iskall bil ute mitt i vintern för att han blivit för full, börjat bråka och blivit utkastad mitt i natten från någon fest. Ingen får någonsin göra så mot ett barn.

Den lilla och den vuxna fick sällskap av tonåringen när jag var runt fjorton år. Pappa hade druckit oavbrutet i två dygn. Han andades vidrig spritandedräkt i mitt ansikte när han kom och skulle sova bredvid mig. Jag låtsades sova. Fast jag behövde inte ens låtsas vid det här laget. Hjärnan krampade automatiskt av upplevelsen, kroppen frös till is och jag blev paralyserad. Han strök mig över håret, höll min hand och pussade den. Han strök med handen över min kropp utanpå täcket. Jag kände iskall skräck och stängdes av. Men den vuxna delen av mig, som aldrig någonsin fått vara ett barn, hon resonerade med sig själv. Kanske var det så att han ändå på något sätt kände ånger? Kanske insåg han just i detta nu hur dumt det varit att bli så onykter? Tänk om han i hemlighet känt precis som jag i alla år och längtat efter de nyktra stunderna? Och tänk om han nu, kanske precis just i det här ögonblicket hade fått en plötslig uppenbarelse om att det var dags att sluta dricka helt och hållet? Fantasierna snurrade på om hur vi från och med nu skulle bli ett oslagbart pappa-barn-team som i framtiden kunde sitta i någon morgonsoffa på TV och berätta hur han efter flera års missbruk och psykisk ohälsa tagit tag i sitt liv. Och att jag, som den goda dotter jag var, hade förlåtit honom. Tankarna snurrade snabbare och snabbare, i alla riktningar mot allt mer otroliga framtidsscenarion.

Men plötsligt avbröts de abrupt och som om en blixt slagit ned så var jag tillbaka i min kropp. Min pappas hand letade sig längs täcket och var på väg in under till min kropp. Något inuti vrålade NEJ!

Frysläget som jag var så van vid. Det upphörde plötsligt, jag kunde röra mig! Det kändes som en explosion inuti. Fly! Fly! Tonåringen i mig räddade både mig och min pappa från vad som kunde ha blivit ett ännu värre övergrepp. Inuti kokade jag av ilska men jag rörde mig långsamt och spelade yrvaken, livrädd för att han skulle märka att jag varit vaken hela tiden. Jag vände på mig i sängen, reste mig och gick ut ur rummet. Resten av den natten minns jag ingenting av. Jag har ett svagt minne av att han gick och letade efter mig i huset där vi var. Sluddrande och allt mer förbannad skrek han mitt namn och att jag skulle sluta pippla och komma fram. ("Pippla" var ett ord som min pappa använde ofta, det var detsamma som att gråta eller gnälla och det var sällan tillåtet). Jag hade krupit ihop och gömt mig under ett skrivbord i ett annat rum. Jag har ingen aning om ifall jag överhuvudtaget sov den natten. Minnet är blankt. Men jag tog mig därifrån dagen efter och efter det var jag aldrig ensam med honom om han hade druckit. Alla barn borde räddas innan det otänkbara övergreppet sker.

"Liv, jag måste ha ett liv.
Söka mig egna vägar. Hitta mig själv nu.
Tro inte att jag har glömt.
Nej jag ska alltid minnas att du finns.
Du lever inom mig
men jag vill börja nu att leva mitt liv."

(Från "Liv", 1983. Text och musik
Lasse Holm och Ingela Forsman.)

Vägen genom livet blev ganska snirklig efter tonåren och ofta var det fullt krig inuti mellan den lilla, tonåringen och den vuxna. Jag bar omkring på skulden och skammen för allt som jag blev utsatt för ensam tills min syster berättade att hon visste vad våra föräldrar hållit på med. Det dröjde tills jag träffade min bästa vän när jag var sjutton år innan jag insåg att jag var värd att älskas. Jag mådde fruktansvärt dåligt. Med min systers hjälp tvingade jag min mamma att ta kontakt med barn- och ungdomspsykiatrin. Jag flyttade med hjälp av socialtjänsten hemifrån när jag blev arton. Jag bröt kontakten med mina föräldrar i perioder. Skaffade en ny slags familj bestående av vänner och pojkvänner och hade stor hjälp av min älskade kusin som var född 1981 precis som jag. Den vuxna, den lilla och tonåringen kämpade på trots ångest som ledde till depressioner och självdestruktiva handlingar. Efter flera år bestående av att jag flydde från kaoset inuti genom att bara vara den vuxna delen, överprestera och alltid vara upptagen med att fylla alla andras behov, brast det slutligen. När jag var tjugofem år och födde mitt första barn och jag inte jobbade på sex månader. Då triggades känslorna av mina trauman och jag fick självmordstankar bara av att tänka på att jag kanske skulle upprepa historien igen med mitt eget barn. Jag sökte vård och fick diagnosen komplext posttraumatiskt stressyndrom och har sedan dess gått i behandling. När jag skriver det här trettiosju år gammal så gör jag det faktiskt som en hel person. Jag har ett gott liv och jag tror att jag tids nog kommer att kunna förlåta både min familj och mig själv för allt som hände då. Jag lever här och nu.

Ingen får någonsin behandla mig illa igen, varken jag själv eller någon annan. Jag kämpar vidare för att kunna ha relationer på mina egna villkor. Jag har fått ytterligare ett barn och jobbar med socialt arbete. Jag kämpar fortfarande varje dag för att fortsätta hitta mig själv men jag är inte längre en främling för mig själv. Jag döljer ingenting och jag vet vem jag vill vara. Jag ska alltid minnas att den lilla och tonåringen finns. Tack vare att jag splittrades överlevde vi alla tre allt som hände då och de lever inom mig nu. Ingenting kan hindra mig, för det blåser verkligen i mitt hjärta.

Kommande uppslag:
Vi överlevde
av Tova och Lilla Tyst

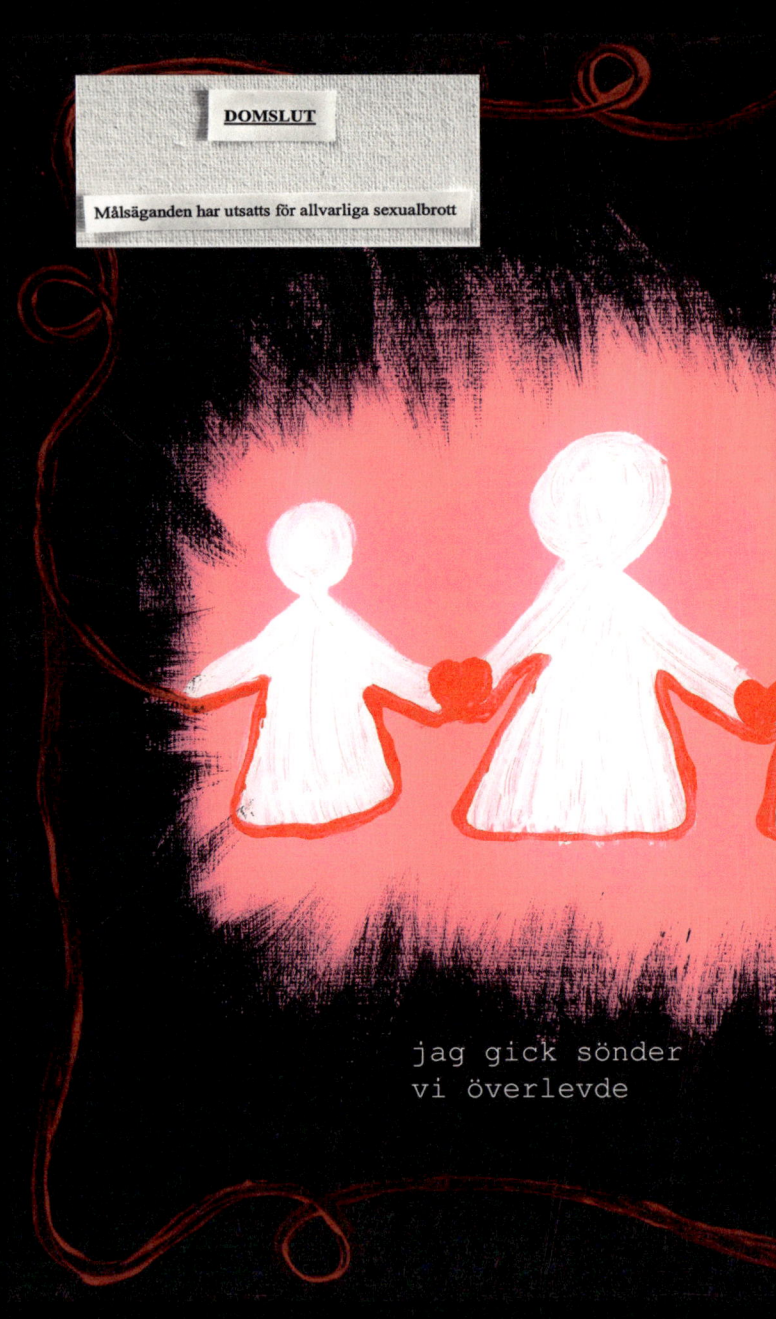

DOMSLUT

Målsäganden har utsatts för allvarliga sexualbrott

jag gick sönder
vi överlevde

Tingsrättens bedömning

ett

litet

barn

PÅFÖLJD M. M

mycket stor psykisk ohälsa

Kråkan på grenen

Michaela Châteaux

Hunden ylar. Jag vet varför, jag såg foten som for och träskon som landade på hans huvud. Men jag känner inget, för jag är inte i min kropp. Kanske finns jag inte alls? Jo, nog finns jag allt. Jag flyger ovanför min egen kropp. Eller nej, jag är en kråka på en gren. Jag ser allt ovanför och jag hör hur det brakar till när träskon landar på hundens huvud, men ingenting känner jag. Varken förvåning, förskräckelse eller empati. Det hände alldeles för många gånger för att jag skulle förvånas, det var för hemskt för att jag skulle känna rädsla eller ens empati. Det var först många, många år senare som jag upplevde smärtan som borde ha infunnit sig där och då. Rent fysiskt. Inuti ylar de små av skräck och smärta. Nästan som om det var mitt huvud som sparkades.

Och det var det ju. Det var mitt huvud som sparkades. En annan gång, flera andra gånger, på en annan plats, på flera andra platser. Bland annat på skolgården där jag borde ha varit trygg. Där knuffades jag omkull i snön, där sparkades jag, min kropp, mitt huvud, om och om igen. Men jag kände ingenting. För jag var inte i min kropp. Aldrig, nästan aldrig i min kropp.

Ibland fick jag sitta på passagerarsätet i bilen när Mamman dunkade huvudet i ratten och sa att hon skulle köra in i bergväggen och att vi skulle dö. När hon startade bilen och började resan mot berget så gällde det att vara kvar i kroppen. Att lägga en liten hand på Mammans arm, det kunde fungera. Eller gråta. Eller rent av skrika rakt ut, för nöden har ingen lag. Och det fungerade ju! Hon körde aldrig in i bergväggen, jag lever än idag.

Men oftast var det enda rätta att krypa ut ur skinnet och bort från kroppen till ett ingenmansland där jag slapp känna det som hände med den, min kropp, i min frånvaro. Någon gång vid ett sådant tillfälle, så upptäckte jag att jag inte var ensam i kroppen. Att någon annan tog över när jag själv försvann. Först Liten, sedan Beskyddaren. Eller kanske tvärtom. Men fler och fler blev de vartefter åren gick. Eller så var det bara jag som blev mer och mer medveten om deras existens.

Jag har inga minnen från några lektioner. Inget mer än ett kulspel från klassrummet där jag gick i tvåan och trean. Och en annan gång när gymnastikläraren tvingade in mig fullt påklädd i duschen och tryckte på knappen så det kom vatten. Det var någon annan som gick till skolan åt mig. Någon annan som lärde sig det som behövdes för att ta sig igenom lektionerna, årskurs efter årskurs. Och någon annan som tog emot sparkarna och slagen.

Jag har inga minnen av min terapi heller. Jag fick träffa min första psykolog som sju- eller åttaåring. Och strax därefter fick jag en kurator. En underbart snäll och vänlig själ som finns med i mitt liv än idag, om än på avstånd. Men ingenting minns jag. När jag läser i de få journaler som finns från den tiden så står där inget som ger mig någon *déjà-vu* känsla. Det betyder inte att det inte finns saker som jag kan pussla ihop till ett större sammanhang.

Det största sammanhanget som framkommer är hur liten och ensam jag var och hur fruktansvärt lätt det måste ha varit att utnyttja mig. Genom att bara prata med mig, eller ännu bättre, genom att leka med mig och ge mig uppmärksamhet.

När jag äntligen fick den uppmärksamhet och de kramar jag var svältfödd på, då var jag redan förlorad. Så jag stannade kvar i kroppen när den utnyttjades. Jag stannade kvar trots att jag visste att det var uppåt väggarna fel, för jag fick för en gångs skull känna värme, pirr och glädje. Och på den vägen så splittrades jag än mer. För att kunna hantera mina känslor, det förbjudna till trots.

Som tolvåring hade jag redan på egen hand skapat något som man kan få hjälp att bygga upp i terapi: en trygg plats inombords. När Beskyddaren sa åt mig att ta skydd så tog jag min flykt till ett stort vitt hus och en grön äng där lekande barn sprang barfota. Någon annan tog över kroppen, någon annan tog emot slagen och sparkarna, jag vet fortfarande inte vem. Själv var jag på den gröna ängen intill det vita huset.

Som vuxen så byggde jag upp det där landskapet lite bättre. Nu kan jag känna daggen i gräset, höra fåglarnas sång och vindens sus, och framförallt ta mig in och besöka olika rum i huset. Ett tryggt vilorum med en soffa, kuddar och en skön filt, en vindsvåning med en skattkista för mina fina minnen, och ett allrum där jag kan träffa och diskutera med några av dem som jag delade kroppen med.

Vi använde oss regelbundet av huset och mitt inre landskap i terapin. Allra helst när vi gjorde avslappningsövningar och jag uppmanades att gå in och utforska de olika rummen och prata med mina delar. På så vis blev jag mer medveten om dem som jag delade kroppen med: tack vare övningarna vi gjorde så började jag kunna förknippa varje röst med ansiktet som det hörde till och lära mig deras uttryck, deras smak och deras olika sätt att reagera på. Snart så visste jag precis vem inuti som ville att jag skulle klä mig på ett visst sätt, vem som ville lyssna på vilken musik och vem som var ledsen i vilken situation. Det fanns en trygghet i det.

Idag är jag ensam om att ha hand om kroppen. Ensam med mina tankar, mina känslor och min smak. Mina olika delar har tystnat. Från att mest ha varit ett skal för en massa olika delar, så är jag nu ensam. På gott och ont. Jag tror inte att vi har integrerats eller att de försvunnit för gott, allra helst som jag aldrig gjort något medvetet i den riktningen och jag aldrig har blivit mottagare för de andra delarnas minnen. Men någonstans under resans gång så tystnade deras röster och mina egna tankar, känslor och min smak fick tid och plats att utvecklas. Idag så ser jag inte på mig själv som ett skal, utan mer som ett träd med skyddande bark. Och en massa ringar inuti som inte bara visar hur många år som gått, men också hur alla delarna inuti är delar av ett större sammanhang.

Det säger kanske inte så mycket om varför jag började dissociera, jag vet inte. Kanske behövs det inte mer heller? Kanske är det inte detaljerna som räknas, kanske behöver jag inte beskriva varje litet trauma? Kanske får jag finnas, som jag är, med mina delar och mitt splitter inombords, utan att behöva förklara mera. Bara få finnas och vara såhär.

Som familjeterapi, fast inuti

Eivind

Det är svårt att veta om jag ska skriva i "jag"-form eller i "vi"-form. Vi är ett system av flera, men det är jag som skriver detta. Det är inte Liten som skriver, hon den hysteriskt, intensivt sörjande. Det är inte heller Den Arga, han som tycker att de andra i systemet är naiva och dumma i huvudet, samt att ensam är starkast. Han Den Mörka, suicidala, skulle aldrig lägga tid på ett projekt som detta. Istället är det jag, den fungerande och neutrala, den som går till jobbet, dammsuger och ser till att vår värld håller ihop. Det är jag som skriver.

Det låter säkert konstigt att vara flera inuti. Lite påhittat och uppmärksamhetssökande. En önskan av att vara unik kanske. Men egentligen är det inte konstigt alls, utan en helt normal reaktion på en traumatisk situation. Mitt psyke skyddade mig genom att skapa flera delar som kunde bära bördan tillsammans, det var nödvändigt för att jag skulle överleva.

För mig är det konstigt att vara ensam inuti, jag har så svårt att förstå hur det skulle kännas. Hur kontrollerar man sina känslor om allt bara är en enda enhet?

Jag tror att Liten är ursprungspersonen i vårt system. När vi växte upp så fick vi inte gråta, inte störa, inte vara sjuka, inte kräkas. Föräldern blev irriterad då, frustrerad och kall i kontakten.

Små barn behöver närhet och anknytning för att överleva har vi fått berättat för oss efteråt. För att vi skulle få närhet och anknytning behövde vi vara tysta och icke krävande, Liten knuffades därför undan för att det skulle gå att stänga av henne.

Senare under barndomen blev vi upprepat sexuellt utnyttjade av en närstående. Vi hade redan lärt oss att stänga av för att överleva och Liten blev ännu mer avstängd. Det gick inte att ha ett liv med skola, böcker och cyklar om Liten skulle ha plats för sin avgrundsdjupa sorg och isande skrik. Här någonstans började Han Den Mörka dyka upp. Istället för att låta Liten skrika ut sin sorg så tog Han på sig ansvaret att vara någon sorts ventil. Han skrev många självmordsbrev och tycker om att stå vid tågspåret och känna tågen susa förbi och veta att ett enda steg, så kan de aldrig röra oss mer. Den Arga har nog alltid varit med, som en bestraffande inre fader när vi gjorde något som skapade frustration hos föräldern och därmed förstörde chansen till den lilla portion ömhet som ändå kom ibland.

Som barn är det svårt att lägga ansvaret där det hör hemma. Istället försöker man vrida sig ut och in för att vara till lags, utvecklar nästan ett tvångsmässigt beteende av att prova sig fram till vilka beteenden som fungerar. Jagar den där lilla portionen ömhet även om det innebär att trampa över alla egna behov.

Var fanns samhället i allt detta, tänker ni kanske nu? Vi i Sverige ska vara så duktiga på skyddsnät och barnperspektiv?

Socialtjänsten var inblandad tidigt, men jag kan inte minnas att de någonsin gjorde något. Jag gick på möten hos en kurator, som senare skickade vidare mig till BUP (Barn- och Ungdoms-Psykiatrin). Det finns något som heter anmälningsplikt. Min psykolog berättade för mig att om jag berättade någonting som var olagligt så måste hon anmäla till polisen. Som barn utan förståelse för rättssystemet, polisen eller vad en anmälan skulle innebära, beslöt jag mig där och då för att vänta till min artonårsdag innan jag berättade om övergreppen. För någonstans förstod jag att min förälder skulle bli så arg och familjen skulle splittras. Jag skulle aldrig mer kunna gå hem och kanske att släkten skulle bli arg också. Vart skulle jag ta vägen? Nej, det var helt enkelt säkrast att ha ett vakande öga på det där hotet om polisen som låg som ett moln i samtalsrummen, och vakta min tunga så att inte ens den minsta antydan om Hemligheten skulle sippra ut. Liten knuffades ännu längre bort för hennes skriande ångest och sorg skulle kunna förstöra allt om hon ens skymtade förbi i ett obevakat ögonblick.

I det inre system, som vid denna tidpunkt var ganska välutvecklat, hade alla sina egna roller för att hålla skeppet flytande och Liten på en armlängds avstånd. Det blev också så att vi väntade till vår artonårsdag. Vi räknade ner dagarna till när vi äntligen skulle få prata och ventilera. Räknade ner dagarna till den dag då hotet om polisen skulle lätta.

Nu är jag mitt i livet, högutbildad, högavlönad och högfungerande. En stor del i att jag tagit mig såhär långt är att vi är flera. Det faktum att självhatet och de suicidala bitarna har burits av Den Mörka, att de sorgsna skrikande bitarna burits av Liten, och de kritiskt dömande har burits av Den Arga har möjliggjort att jag som "neutral" har fått ett vakuum att agera i. Jag har kunnat studera, vara social och driven för att de "skadade" delarna av mig har burits av andra. Jag har fått ett eget andrum. Ja, utåt sett i alla fall, de andra delarna finns förstås kvar om än mindre dominanta när jag är aktiv. Den Arga gormar mest inuti huvudet och Den Mörka kommer bara fram när jag slappnar av på trygga platser. Liten ser vi sällan skymten av, vi har blivit duktiga på att hålla henne begraven.

Den psykolog jag träffar idag säger att vi behöver ha familjeterapi, fast inuti. Det vill säga att vi måste lära oss att samsas inuti. Liten måste få vara med, bli tröstad och validerad. Hon måste få gråta och måste få finnas. Den Arga måste bli lite mer inkluderande mot de andra delarna, inte döma dem så hårt och istället förstå att de gör så gott de kan. Den Mörka måste sluta viska om det där klivet ut framför tåget som gör oss onåbara. För vi andra vill inte dö. Inte nu åtminstone.

Jag måste lära mig att släppa in dom andra i vardagen, vara mindre kontrollerande och mer tillåtande, men det är svårt. När jag googlar på andel procent som "lyckas" med familjeterapi så verkar det vara ungefär 50/50. Tiden får utvisa om vi lyckas samsas eller inte. Kanske blir det en uppföljning i någon kommande bok, men just nu vill jag bara säga tack för att ni läst ända hit.

Födsel

Sandra Ingvarsdotter

Slummer.
Eller död.
Något däremellan.

Hur äta utan munnen som glappar på allt, skar-
var som står åt alla håll och färgar indigo på det
jag korsfäst i mellanrummen.

Sveket när det uppdagas. Tjugotre bakterier som
aldrig kommer nå fram.

Utanför –

Ser mitt liv, mitt själsliv, mitt sexliv, som på TV,
anfrätas av något större som gejsrar.

Kallar du det här för oro? Kallar du mitt liv för
oro?

En skalle från att falla mot palissaden.
En hjärna från att få

        vila, nix
        sagor, nix
        stora hål

När vrålen kommer. När vågen kommer.

Svankar. Försöker föda.

Här ligger.

Antagligen.

Antagligen.

En kropp.

Somnar.
Eller dör.
Något däremellan.

Vardag med dissociation

Overklighetskänslor

Anna Nyström

Alla känslor
nya för varje dag
jag hinner inte lära mig förstå dem
som en ny tillvaro
där jag inte kan lära mig att hitta

Ökenlabyrintens barn

Ellen Eriksson

Om dissociation och en inre värld i efterskalven av ett decennium av övergrepp, misshandel, omsorgsbrist, försummelse och flera förövare.

Tidslinje, det ska finnas en tidslinje någonstans. Jag kan nästan fånga den, jag kan ana den, det är som att den finns strax intill ögonvrån, i den döda vinkeln som flyttar sig när jag vänder huvudet.

Jag får fatt i den, ibland, då är den som ett långt skrik, ett eko som tar sig form av ett ansikte som skriker, från hallen i mitt barndomshem intill mitt rum, under min säng.

Det är som att göra nedslag i tiden och se, känna, förstå att åren har gått, men en har inte varit med. Veckor blir decennier, dagar blir sekunder, allt i en soppa som en inte kan förstå.

20 år sen var förra veckan, förra veckan var för en månad sen. Kroppsålder och att förstå att vi är vuxna nu sänder kalla kårar och panik genom små, inom, som inte förstår. De sitter med boja runt foten, kedjade till marken i vårt barndomshem, de har hackat och slitit i den där kedjan i alla år, de kommer inte loss. Faran är aldrig över och ingen kommer tillbaka för att hämta dem. "Vänta, vänta, vänta på mig. Jag har inte fått vara med, jag har inte hunnit få leva, snälla vänta, spola tillbaka tiden, kan vi inte börja om lite? Och om inte så kan du väl i alla

fall säga att kroppsålder är mindre än vad den är så att jag kan känna att det finns tid kvar? Så att jag kan känna att jag inte varit borta fullt så länge som de påstår."

Uppgivet inre skadat barn, som hela tiden, oavbrutet, får uppleva de åren av trauma om och om och om igen. Vi borde kommit någonstans, vi borde läkt mera, vi borde vara färdiga. Vi når mål, vi lyckas med saker men det är som att det aldrig är över. Vi försvinner och vi kommer tillbaka. Det är som att vi i perioder är upptagna inuti med att styra ett skepp genom en ändlös storm, på utsidan, fullt mekaniska, fullt avstängda. När inget håller oss närvarande, när ingen tar oss tillbaka till nuet kollapsar vi in i oss själva, där kan dagar försvinna, där kan år försvinna. Ibland känns det som att en vaknar upp ur en koma och får vara med ett tag.

När emotionella flashbacks kommer så är det som att vi sitter fast i alla tider då en viss känsla infinner sig, positiv som negativ. Uppfattningen av tid har gått förlorad för längesen.

Varje dag är ett lager och alla dagar är hårt sammanpressade.

Vi håller oss kvar, är närvarande, där kan vi få känna, förstå och veta vem vi är, vi kan också fortsätta att läka oss själva och utvecklas, ta oss framåt. Ända till något triggar oss, stressar oss tillräckligt mycket för att vi ska försvinna bort igen. Ett år går, men känns som ett ögonblick.

Alla åldras men vi förstår inte varför. Kalendern säger 2019 men det går inte att ta in, vi tänker 2016, 2008, vissa tänker 1992. Tiden är ur led, tiden står still och rusar för fort samtidigt. Allt är en röra och vi försöker att stanna den och samtidigt få den att gå i normal takt. Vad nu en normal takt skulle kunna vara.

Dissociation, vi ska tappa tid men upplever aldrig att vi tappar tid. Verklighetens tecken på att vi tappar tid är för smärtsamma så vi ignorerar dem. Vi tappar inte tid, vi är inte den ålder som sägs, det är inte det år som är. För om det är det så är det så förtvivlat hemskt att vi tappat så många år av våra liv, dissocierat bort så mycket så mycket av vårt liv.

Om ingen finns att ta oss tillbaka så spenderar vi lång tid där, även om vi mekaniskt och funktionellt gör allt som förväntas av oss så är vi inte med. Vi slutar inte dissociera fast vi inte längre behöver det.

Men om ingen tar oss tillbaka till nu, så kommer vi inte tillbaka till nu, vi fortsätter att tappa tid. Och vem skulle vilja ha det jobbet? Så vad gör en? En försöker att vara närvarande, en försöker att läka, en försöker att trösta de tröstlösa, en försöker att inte distrahera, en försöker att stanna kvar, här, nu, i kroppen, i känslan, om den inte blir för smärtsam, för stor.

Dissociation, vårt liv, våra minnen är som en postapokalyptisk öken med vackra solnedgångar över ett öde land med sandstormar och ruiner. Någonstans i den här öknen finns alla glasburkar med minnen, någonstans i den finns svaret, labyrinten i vars mitt kärntraumat finns. Men dit får vi inte nå, vi kommer inte åt, det raderas från oss när vi försöker, kartan raderas och vi får börja återskapa kartan igen och igen.

Faran är över, förövarna kommer inte åt oss, men allt vi vet är dissociation, allt vi vet är att vara borta, i den världen inom oss själva, som ibland känns som en liten stad med invånare, delar. Som att leva bakom glas, som att aldrig få höra hemma någonstans, som att aldrig få vara sammankopplad med en annan människa, som att vara förvisad till ett öppet fängelse som en inte vågar kliva ur.

Ska jag tvinga ut de små? Ska jag tvinga dem ut i öknen? Det kan jag inte, för då kommer de att "kidnappa" det emotionella systemet och då blir deras perception av verkligheten min. Och om det blir så kommer vi göra vad som helst för att bedöva den smärtan.

Om ingen tar oss tillbaka till nu så står vi där, i öknen, vid det här plåtskjulet som de inre små inte vågar lämna, fast de vet att vi måste ta oss till labyrinten där svaret till vad det är som gör så ont finns.

Kanske skulle någon annan trygg kunna hjälpa oss att våga? Om vi vågar närma oss någon annan, som förstår dissociation? Kanske skulle vi tillsammans med en annan som dissocierar kunna få tiden att stanna upp och inte gå så fort? Kanske skulle vi tillsammans kunna hålla oss kvar, kanske skulle vi tillsammans våga oss ut i var sin öken och finna svaren, på samma stig men på parallella resor?

Jag funderar inte så mycket på att jag dissocierar, jag har gjort det hela mitt liv. Jag vet hur det känns att vara närvarande, att vara i alla känslorna och det kan jag vara. Jag är tacksam för när jag kan hålla mig kvar, när jag genuint kan få andas, leva för en stund som alla andra. Och förundras över denna vackra magiska värld vi lever i, naturens skönhet och en blommas doft. När jag kan få känna ljuset och tacksamheten, över detta fantastiska liv vi alla får en chans att leva. När jag får vara närvarande i en kram, i en omfamning, när jag får känna kärlek.

Andra uppfattar mig som stabil när jag är som mest avstängd och borta, när vi är närvarande så är vi skörare. Hur det är att leva med dissociation? Det vet jag inte, eller jag vet inte hur jag ska förklara det för någon annan. För jag vet inte hur det är att inte leva med dissociation.

Fast jag vet hur det känns att inte dissociera och ibland kan jag närma mig långa perioder utan det men då blir det som för läskigt och då måste vi bort. Men intervallerna då vi dissocierar blir glesare. Vi håller på att lära oss hur det känns när en är glad utan att bli rädda för det. Vi lär oss hur det känns när allt är lugnt och vi faktiskt lyckas med det som vi tar oss an. Vi försöker vänja oss vid att göra framsteg utan att sabotera och förstöra för oss själva.

Kanske har vi kommit närmre labyrintens mitt än jag trott? Kanske har de inre små smugit ut och tagit sig in till dess mitt när jag inte sett på? Kanske har allt arbete med de inre små till slut resulterat i integrering av flera små. Runt varje hörn, inom, kan där finnas nästa minne som sänker oss långt ner, långt bort. Barngeneralen, en inre protektor tar alltid täten i det inre "jobbet", i den inre världen. Väderbiten och erfaren av att ha överlevt och krigat för att överleva inom oss och i den här världen i vad som känns som århundraden.

Jag förstår att den här världen, inom, är konstruerad en gång i tiden och över tid. Jag förstår att den världen är ett system, skapat av ett barn som räddade våra liv. Som fick oss att överleva det som borde ha förintat oss.

Min största sorg är priset det barnet betalade för att skapa det. Hon håller ställningarna där ännu, hon återupplever det om och om och om igen. Vi andra, vi slapp undan den där sommareftermiddagen 1986, när hon inom oss sade åt oss att vänta i skrubben tills faran var över. Hon lämnade oss där, vi kom ut därifrån men hon öppnade aldrig dörren igen. Hon gick tillbaka och mötte han som tog hela hennes barndom ifrån henne. Hon var inte rädd, hon hade blivit en alltför ung rebell, i ett krig som hon aldrig skulle vinna. Det var där, i det ögonblicket som den största sprickan uppstod, en spricka som skulle krackelera tid och rum för evigt.

Jag vet inte om eller vad av henne som överlevde det där, allt det där då. Men då, då gick något väldigt mycket sönder. Vi gick sönder och sen dess har vi försökt att ta varandras händer, hitta vägen tillbaka till varandra. I en värld som ingen annan kan se.

Hur är det att leva med dissociation? Det är som att sitta i en glasbur där alla ljud blir dova, där ljuset blir svagare och där det bara finns en tryckande tystnad bland gömda skrik. Det är som att blunda, försvinna och sen öppna ögonen igen och inse att det just har förflutit 6 timmar.

Det är oftast idag eller så är det den sommareftermiddagen 1987, då hon springer fram och tillbaka över gården och undrar när någon ska komma hem. Hon är 7 år, mörkret kommer snart. Och hon vet att med mörkret kommer de elaka männen och de underliga kvinnorna. Hon springer fram och tillbaka över gården, från ytterdörren till gårdens slut. Hon springer fram och tillbaka tills hon inte orkar längre. Kvällen kommer, natten kommer. Hon går in genom dörren till lägenheten på bottenvåningen, på den röda gården. Hon stänger dörren och sätter sig på knä i hallen och börjar skrapa upp sina knän mot den sträva mattan som löper genom hallen hela vägen till hennes rum. Det är nu svart och tomt, inom henne såväl som utanför, hon finns inte mer. Hon går sönder, allt försvinner.

Som en monitor som varit avstängd och blinkar till och börjar fungera igen, så är det när hon kommer tillbaka. Hon sitter vid köksbordet hos grannen som på något sätt fått med henne in dit.

Hon får en Kalle Anka-tidning och varm Oboy av mamman. Hon tittar upp på klockan, den är tre minuter i halv tolv på kvällen. Klockan är inte fyra, eller fem längre. Hon är inte heller den hon var, hon är bekymmerslös, fri, det finns inget som är fel någonstans längre. Inte med någonting.

Hon läser Kalle Anka-tidningen och låtsas att hon bor här nu, för en stund så känns det så. Inget av det som har hänt har någonsin hänt. Aldrig har det hänt. Här, i detta ögonblick finns bara en liten flicka som dricker varm choklad och läser Kalle Anka och en mamma som ser henne.

Här är det som att hon kan börja om, innan allt tar slut en gång till och det vet hon att det kommer att göra.

Från det här ögonblicket kommer tiden spola snabbt, nästa gång hon är tillbaka är hon 12 år gammal, av 5 år har hon bara två minnen, fragment. Hon står på en annan gård nu, de har flyttat. Den så kallade mamman har lämnat pappan som varit med och förgripit sig på henne, tillsammans med hennes äldre vuxna bror, sen hon var 3 år gammal. Hon skakar, inne i skelettet, och känner sig frusen. Det känns som att ögonen skakar, hennes händer skakar. Det är en grön gård, hon går runt, det är vår. Allt är nytt, igen, men det känns som om det är farligt hela tiden, överallt ännu. När som helst, när som helst kommer slagen, när som helst måste hon försvinna bort igen. Är det säkert? Vågar en vara kvar? Det vågar hon inte. Men hon försvinner inte bort lika länge.

Hon kommer tillbaka, hon är 16, 18, 21, 25, 26, 27 och hon är nu vuxen. Hon är jag.

Idag lever jag med boendestöd flera gånger i veckan. Det finns fortfarande områden i mitt vardagliga liv som inte fungerar som de ska men jag försöker. Jag är förälder och universitetsstudent.

Jag har varit i terapi i 11 års tid och börjar nunå in till kärntrauma.

Ingen har sagt att det ska vara lätt men när en kommer till andra sidan av ondskan så behöver det inte heller alltid vara så svårt.

En vanlig dag är en onaturlig vardag

Annika

Jag sitter vid bordet och äter. En helt vanlig dag. Det är sommar och vädret är fint. Men för mig är det ingen vanlig dag. Jag är inlagd på en psykiatrisk avdelning på grund av en djup depression. Jag är rädd och förvirrad. Jag har aldrig varit i en sådan här situation tidigare. När jag ska resa mig upp för att gå vill inte mina ben lyda mig. Jag försöker, men benen reagerar inte. Jag förstår inte vad som händer, men jag får ingen panik, jag blir bara sittandes. Klockan går, patienterna går och jag blir ensam kvar. Hur är det möjligt att benen inte lyder, jag känner ju dem?

Det var början på mina mer allvarliga dissociativa symptom, som har benämningen dissociativ stupor. Nu, fem år senare, lever jag fortfarande med detta. När min ångest blir för hög eller då min hjärna upplever akut fara, så reagerar jag såhär. Idag vet jag varför. Det hjälper ibland, ibland inte. Det är smärtsamt. Historien är smärtsam, nuet är smärtsamt. Att leva med dissociativ stupor är svårt. Ibland låser sig enbart benen. Det är bra för det går ofta att dölja. Ibland låser sig hela kroppen och det är obehagligt. Förhoppningsvis låser sig kroppen då jag sitter eller ligger okej, men det är bara en förhoppning, inget som går att styra. Dessa tillstånd kallar jag "paralyser".

Jag har även en annan form av dissociativ stupor som, ur mitt perspektiv, är betydligt

124

värre. Jag brukar få några minuters förvarning. Kroppen börjar reagera långsammare och jag får svårt att tänka, lite som när man är berusad. När detta kommer så gäller det att jag snabbt sätter mig ner, för kroppen kommer att lägga av. I motsats till paralyserna, då jag är helt stel, blir kroppen lealös. Utifrån kan det se ut som att jag är avsvimmad eller sover. Det gör jag inte, snarare så är de sinnen som fungerar oerhört vaksamma. Jag upplever, hör, tolkar allt som händer runt mig. Egentligen spelar det ingen roll för jag kan ändå inte röra mig eller förmedla mig. Det enda jag kan göra är att vänta ut det.

Det är tröttsamt och frustrerande att fungera så här. Det finns en anledning, men den är svår att acceptera. Jag har fått utstå mycket under min uppväxt och jag får utstå mycket nu. Faran är över, men det har inte min hjärna riktigt förstått. Jag får leva med konsekvenserna av andra människors ondska. Jag får bära smärtan och jag är den som måste laga det som har gått sönder i mig. Den "välfungerande" jag har bytts ut till ett jag som inte fungerar, i alla fall inte helt.

Livet runt mig fortsätter som att inget har hänt. För mig har allt hänt. Det går inte längre att leva i förnekelse, för min kropp har satt stopp för det. Den orkar inte längre leva i ett ständigt tomrum med känslor fyllda av kaos. Min vanliga dag har blivit en onaturlig vardag, men min livsresa är inställd på en vardag, ett liv, i frihet.

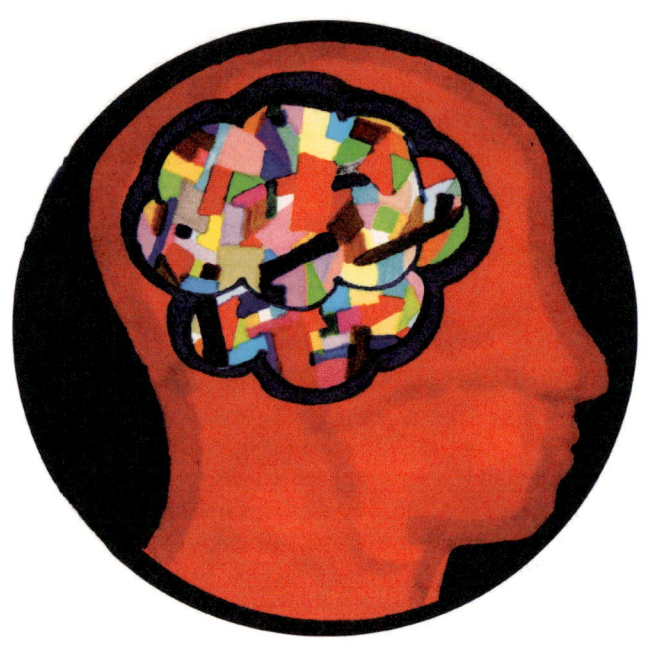

Splittrad
av Michaela Châteaux

Nedslag i vardag

ek

En tisdag

Går upp ganska tidigt och sätter på kaffe till mig och min sambo. Det är en mysig stund innan hon åker till jobbet. Jag är sjukskriven men tycker om att dela morgonkaffet med henne ändå. När hon åkt tränar jag och hoppar över frukosten. Idag ska jag ta mig till min ätstörningsbehandling och traumaterapi. Jag tränar och hoppar över frukosten för att orka ta mig iväg. Det är två av mina sätt att stänga av känslor och behov, eller kanske ersätta dem med endorfiner och hunger. Resan med kollektivtrafik är lång och krävande med flera byten och tar lite mer än två timmar. Idag hinner jag gå av bussen två hållplatser tidigare för att promenera sista biten. Det är min ångesthantering inför uppgiften på måltidsträningen, som är att försöka låta bli att dissociera och samtidigt äta.

Väl där försöker jag äta. Det är ju därför jag är där. Efter lunchen har jag dessutom tid avsatt för att prata med min behandlare om hur det fungerar med maten och ätstörningstankarna hemma. Jag är tacksam för det, men för att klara av att prata om min ätstörning måste jag stänga av. Jag vill inte men hittar ingen annan väg. Jag försöker hålla mig kvar i pratbart tillstånd genom att köra in högra handens naglar i vänstra armen. Hon kämpar verkligen för att förstå och försöker också få mig att sluta vara destruktiv och dissociativ hos henne, men vi når bara inte fram dit.

Jag går direkt från matstödet till min psykolog och där fortsätter processen fram emot EMDR, en sorts traumaterapi, där vi just nu försöker trygga mig inför bearbetningsfasen. Jag visar henne en bild jag målat av min trygga plats och hon imponeras av att hur bra jag beskriver den. Vi försöker prata om olika minnen jag skrivit ner i häftet som handlar om EMDR-introduktion. Mina ögon fastnar på en punkt i mönstret på hennes matta, jag kör in naglarna i huden för att kunna fortsätta prata. Hon märker att jag dissocierar men jag vill så förtvivlat gärna fortsätta. Vill inte fastna utan komma vidare i min bearbetning. Det blir en kamp. Jag växlar mellan att spänna kroppen och att andningen låser sig. Paniken kommer, hon vill att jag ska ringa min sambo för att bli hämtad eftersom jag inte verkar vara riktigt närvarande. Jag ska ju åka flera bussar och hon vet att jag ibland får starka självmordsimpulser på de där resorna. Jag kan nästan känna fysiskt hur jag liksom stänger av allt som pågår och blir en annan, som efter fem minuter har övertalat henne om att det är lugnt och att jag klarar mig.

När jag är på bussen balanserar jag mellan avstängdhet och stark ångest. Jag messar med några vänner som hjälper mig att stå ut. Nästan sju timmar efter morgonens avfärd kommer jag hem, både slut och speedad på samma gång. Jag sätter på kaffe. Den där stunden med min sambo och kaffet igen. Jag berättar hur min dag varit och hon berättar om sin dag. Kvällen är okej. Jag lyckas äta ikapp lite. Det är en dålig ätstörd vana att inte äta innan jag vill orka göra viktiga saker. När vi ska sova får jag en panikattack eftersom jag måste slappna av och nyss har ätit. Min sambo finns nära och lugnar mig så gott hon kan. Det är lika jobbigt som ett stenhårt, ofrivilligt träningspass. Kroppen skakar och spänns och om jag försöker kontrollera rörelsen så slutar jag andas tills jag måste ha syre och så går det runt, runt tills jag är helt utmattad. Ofta minns jag inte riktigt hur det slutar eftersom jag somnar till slut.

Jag har kämpat hårt hela dagen för att göra det jag verkligen behöver för att komma vidare. För att orka kämpa har jag både dissocierat, använt ätstörningen och självdestruktiva sätt. God natt.

En måndag
Kl 17.40
Jag mår illa, är frustrerad och känner mig värdelös. Nu tänker jag försöka fly in i en tv-serie. Idag har jag diskat, tvättat, promenerat, hjälpt en kompis, städat lite, vilat, funderat över terapifrågor, ätit, varit social, klappat en katt, burit ved, försökt yoga (två gånger) och bytt profilbild på Facebook. Inget av det gjorde mig mer nöjd med mig själv. Alls. Men jag försökte i alla fall.

- Ur min dagbok

Reflektion: Det var som att jag vaknade upp då, klockan 17.40, och försökte förstå vad jag hade gjort och varför det kändes så dåligt. När jag ser tillbaka på den måndagen förstår jag att jag haft noll kontakt med behov, lust och ork. Kanske kan jag se det som ett återfall till den sortens dissociation jag levde med innan jag kraschade och blev sjukskriven. Den är liksom högfungerande men förödande för mitt nuvarande mål som är att hitta sätt att leva hållbart.

En söndag

En enda sak att göra utanför hemmet. Ikväll ska jag se en film med två vänner som bor en tio minuters promenad bort. Ser fram emot det. Vi sover till tio och jag vaknar tung som bly. Jag är ändå glad att jag kunnat sova och inte har drömt extrema stress- och pressdrömmar. Ligger kvar i sängen tills min sambo åker iväg klockan 11:30. Jag skriver upp saker jag har tänkt att jag skulle kunna göra idag. Jag skriver ofta listor men försöker att inte känna dem som "måste/bordelistor" utan mer "vill/skulle-kunna-göra-listor". Idag vet jag att jag ska försöka ta det lugnt för att orka filmkväll. Få tiden att gå utan att energin tar slut. Även när det är till två fina vänner jag ska, tar det stor del av den energi jag har just nu.

Jag handarbetar, ser på två filmer och försöker undvika att äta mer än ätstörningen tycker är okej, eftersom jag bara inte orkar med ätstörningskaos idag. Tycker att jag lyckas rätt bra. Klockan 18 känner jag ändå trötthetens strypgrepp. Hjärnan börjar flimra. Jag är inte sovtrött men hjärntrött. Jag äter lite och känner paniken stegras. Snart tappar jag kontrollen och kräks upp det jag ätit. Men då får jag ett meddelande från mina vänner som ställer in filmkvällen. Jag andas ut, trots att jag så gärna ville. Lättnaden ger mig plötsligt energi att gå en 30 minuters promenad med ljudbok och göra några bra övningar på yogamattan.

Ja, ibland förstår jag inte själv hur energinivåerna fungerar. Först försökte jag ta mig igenom dagen utan att ta slut på energin som jag kanske inte ens hade. Jag såg inte att pressen med filmkväll var för stor redan från början och att jag kunde ha ställt in för att orka ta hand om mig. Jag hade nog stängt av på grund av att jag inte ville känna som jag kände. Nu löste det sig bra ändå. Lyckades ta det ganska lugnt för att orka en filmkväll som blev inställd. Då orkade jag ta en välbehövlig promenad och landa lite i kroppen. En sak skulle jag göra idag. Den blev inställd. Det blev lagom.

Där och då

Lena Posselwhite

Långtbortifrån
rycker tag i mig,
obarmhärtigt.
Söker förtvivlat
efter här och nu.
Men mörkret
tar över,
och jag är borta
i tiden.

Sträck ut dina händer!
Håll mig kvar!
Jag vill vara
hos dig,
men jag försvinner
in i det töcken
som var
för
    länge
        sedan.

God Jul
SB

Jag ska köpa bröd, havremjölk, skinka, julmust och grötris. A och E kommer ikväll. Jag måste köpa en liten gran. Husgran tror jag att de heter. Mina nya röda julgranskulor som jag köpte på Emmaus skulle passa perfekt. Jag måste hinna laga gröten och städa lite också.

Jag får ett sms från R.
"Vad gör du? Du svarade inte igår."
"Jag är och handlar men de har inte vegan-skinka på Coop så jag måste åka till Willys."
"Fan vad jobbigt!"

Jag tar bussen hem, lämnar av de varor som jag köpte på Coop, släpper ut katterna och går ut igen.
Willys har veganskinka. Vilken tur! Jag köper två paket för att vara på den säkra sidan och skyndar tillbaka.
Jag tänder ljus, sätter på Bob Dylans jul-album "Christmas In The Heart" och klär den lilla granen. Det blir faktiskt rätt gulligt! Jag struntar i att städa. Gröten bränns lite i botten men det är okej.
Jag har stickat en mössa åt A och vantar åt E. De blir väldigt glada. Jag får ett par hand-dukar. Vi kramas och säger god jul.

Igår försökte jag ta livet av mig.

Vägen ut blev vägen hem
Kang

En gång kom mamma på oss. Han hade stoppat in hela armen i mig och det brände som eld och jag hade skrikit till av rädsla och smärta när han vred på handen.

– Vad håller ni på med! Röt mamma och hennes träskor klampade i trappan. Jag står inte ut med ert skrikande.

Snabbt hade han kastat en filt över mitt vidöppna underliv. Sedan kittlade han mig. Och jag tjöt. Av ångest. Men det kom ut som ett skratt. Jag var så kittlig. Jag försökte be honom sluta men orden drunknade i mina krampande skrattattacker.

– Vi leker bara! flinade Storebror nervöst när mammas huvud stack upp från trappan.

– Jaja, sade mamma. Men sluta skrika. Jag har ont i huvudet.

Storebror hade hållit sina händer över det vita bandaget så att mamma inte skulle se att jag var fastbunden. När mammas träskor klampat klart i trappan och hördes smattra på köksparketten istället började han lossa på knutarna.

– Fan, vad äcklig du är. Du har dreglat på mitt sängöverkast. Och du ger fan i att berätta nåt, ditt lilla luder. Han tog ett grepp runt min hals. Som en varning bara. Sedan gick han bort till skivspelaren och satte på Rainbow.

Jag satt kvar på hans säng. Det dunkade i underlivet. En blandning av smärta och upphetsning

134

som fick mig att skämmas. Min kropp förrådde mig varenda gång det här hände. Som om jag ville. Som om jag njöt.

– Gå, för helvete! Du får inte vara här! vrålade Storebror plötsligt. Hans oväntade utbrott fick mig att rycka till och han flinade, nöjd över att jag så tydligt visat hur rädd jag var för honom. Jag sprang ner för trappan. Kastade mig på sängen. Grät. Grät. Grät. Grät. Som jag brukade göra. Och när mamma ropade att maten var klar ville jag inte komma.

Mamma kom. Gjorde några halvlama försök att pocka. Jag ville att hon skulle fortsätta. Att hon skulle sätta sig på sängkanten och fråga hur det var fatt. Att hon skulle krama mig och säga att hon tyckte att jag var fin. Men det dröjde aldrig speciellt länge förrän mamma förlorade tålamodet och istället sade:

– Nähe. Ligg där då och tjura. Här har jag stått och lagat mat men det är det aldrig någon som tar någon som helst notis till. Jag går här och plockar och gör allt. Allt. Rösten gäll. Träskor som klampade iväg. Jag hörde hur Storebror sade:

– Äh, bry dej inte om henne. Låt henne ligga där och sura.

Och allt gjorde ont. Jag ville döda honom för att han ljög. Jag ville kasta mig över honom och riva honom i ansiktet för att han alltid skulle spela så förbannat snusförnuftig men jag vågade inte och jag kunde inte. Så jag låg och sparkade och slog i sängen och skrek in i kudden och hörde hur mammas suckar övergick till skratt.

Storebror och hon satt och skrattade över mitt barnsliga beteende. Och ju mer de skrattade, desto vansinnigare blev jag.

☙

Kanske började övergreppen redan innan jag adopterades till Sverige. Då var jag runt året. I adoptivfamiljen var pappa The Good Guy och min bror The Bad Guy men jag vet inte vem som förstörde mest för mig. Det kanske till och med var mamma, eftersom hon aldrig försvarade mig.

Jag gick ut i världen utan gränser, utan någon vetskap om att jag fick säga nej. Inte bara sexuellt utan på alla områden kunde folk traska rätt in, ta vad de ville och dumpa det som de inte ville ha. Nya övergrepp, stora och små, fortsatte att avlösa varandra. Jag drevs av en plågsam känsla av att aldrig duga. Det genomsyrade allt jag gjorde och allt jag tänkte. Och i panik över att avslöjas som den bluff som jag kände mig som, piskade jag mig att plugga, jobba, träna.

Jag blev jättebra på det. Jag har en hel drös med högskolepoäng och CV:t är fullt med prestigefyllda förtroendeuppdrag och jobb. Glad och gåpåig, positiv till förbannelse. Vissa såg mig som ytlig, andra som ambitiös.

Men det var som att bygga ett ishotell på en aktiv vulkan. De första utbrotten skakade om men jag lyckades ändå hitta några kylklampar att täppa till med. Men när vulkanen exploderade, då fanns inget och ingen som kunde rädda mig.

Hösten 2006 hade jag på skakiga ben börjat om på många sätt. Jag hade förlorat min man, mitt drömjobb och sålt vårt drömhus. Jag hade gått ut och berättat om min bakgrund och orkade inte längre låtsas. Det blev viktigt att få berätta. Sluta skämmas, sluta vara rädd för att andra skulle börja misstänka att något grundläggande var väldigt, väldigt fel hos mig.

Jag prövade lite olika strategier; berätta allt, berätta bara lite, berätta för ytliga bekanta, berätta för gamla vänner. Det kändes obekvämt, läskigt, ibland förnedrande. Och självfallet gjorde jag misstag. Pratade för mycket eller för lite eller med fel personer. Litade för mycket på någon och för lite på någon annan. Kaoset i mig växte men behovet av att berätta avtog inte. Jag hade ingen hud, inget skydd och de som utnyttjade mig drev mig flera gånger till avgrundsbranten.

April 2009

Jag står i spillrorna efter mig själv. Saknaden efter Honom brusar i öronen. Den lilla vrålar i dödsångest. Detta är slutet. Att bli övergiven, bortvald, ratad är likställt med undergång. Allt är bättre än detta. Hon vill ringa honom nu. Böna och be att han ska ta henne tillbaka. Hon bankar sina händer blodiga, gråter, tappar andan.

Jag försöker prata med henne. Försäkra henne om att allt kommer att bli bra och att han inte hade rätt att slå henne, håna och skuldbelägga henne. Men den lilla hör inte för den svarta ångesten susar och visslar och blåser omkull varje försök att resa sig upp. Det är bättre att bli förlöjligad än att bli lämnad.

Snälla smyger fram, mjukt och vänligt lägger hon en hand på min axel. Säger stoiskt att det är okej. Hon kan ta på sig att ha sex med honom så att han blir på bra humör. Det är ingen big deal. Hon känner ändå ingenting och han är trots allt rätt försiktig. Jag skakar sorgset på huvudet. Nej, inte igen. Ingen av oss ska behöva utsätta sig för detta igen.

Den trotsiga tonåringen fräser att någon är dum i huvudet men jag förstår inte om hon syftar på honom eller en del av oss och jag har inte lust att fråga henne.

- Du är ond! Du är värdelös och kall och elak. Du har sårat honom. Det är ditt fel att han är ledsen nu!

Vem är hon som ropar så? Jag ser henne inte men hennes hårda ord får mig att krypa ihop. Den lilla försvinner in i mitt hjärta och vågar inte komma ut mer.

Dissociativ störning med multipla personligheter. Det är så vi benämns. Vi som bor i Kangs kropp. Och om du tycker att det är konstigt så är det ingenting mot vad vi tycker att det är. Ta lilla exempelvis. Hon är fyra år, tunn med stort huvud som liksom vippar omkring på den där lilla taniga kroppen. Det är så hon ser ut men det är det ingen som ser. För vad andra ser, det är en kvinna som visserligen ser mycket yngre ut än de 38 år hon *officiellt är, men trots allt en kvinna. Och lilla tycker att det är äckligt och konstigt att se sig själv i spegeln och se att det växer tuttar och könshår på henne.*

När vi andra vill göra saker och tar över blir det inte alltid så himla bra. Som när lilla vill krama sin nalle. Kang säger att det är sjukt ocharmigt att ligga och sova med ett gosedjur när man är 38. Och hon den allra minsta, hon som bara är några månader gammal och suger på tummen, henne går det inte att visa över huvud taget.

Jag hann bli över 45 år innan jag fick uppleva min första kyss. Alltså, en sådan som får det att kittla i hela kroppen och man bara vill ha mer och mer. Fram till dess hade kyssar handlat om att försöka hålla andan för att slippa dra in den andres andedräkt och att undvika att få för mycket av partnerns saliv i min egen mun. Jag förlorade min oskuld då, i mitt första möte med en partner som hade mer fokus på mig än på sig själv och jag upptäckte att jag inte alls är asexuell. En partner som inte såg på sex som en mänsklig rättighet för sig själv och på mig som någon som av olika anledningar var skyldig att ställa upp och leverera. Som självklart genast slutade när jag sade stopp och som förstod att ligga kvar och hålla om mig tills min andning blivit lugn igen och som sedan kärleksfullt avböjde mina invanda försök att kompensera mitt pinsamma beteende med att ge honom sex. Jag kan fortfarande gråta över att jag i alla år trott att jag inte kunnat när det istället har handlat om att jag inte blivit respekterad.

Har jag kliniskt sett slutat vara många delar? Ett tag kändes det viktigt att veta, mest för att min dåvarande partner tyckte att var viktigt att jag erkände att jag var sjuk i dissociation. Jag kände mig inte sjuk och inte dissociativ. Inte på det sättet som det varit tidigare. Då hade jag ingen kontroll. Jag lämnade min partner i ett gigantiskt friskhetskliv när jag ställde min egen sanning och mitt eget mående framför hans. Och sedan dess har det inte varit viktigt.

Jag vet att jag fortfarande dissocierar. Men vi är tillsammans och det känns inte längre som att vi är ensamma satelliter av känslor, minnen och viljor. Vi kan resonera och välja, dela varandras minnen och känslor. Vi kan komma överens. När jag skiljde mig från mannen som krävde att jag skulle anta hans uppfattning om vem jag är och vilka behov jag har (och därmed erkänna att han var fantastisk som stod ut med mig) köpte jag mig en ny ring i guld med massor av gnistrande stenar. Jag bär den för att hedra allt och alla som är jag och för att påminna mig om att jag ska fortsätta att vara trogen mig själv. Att jag är värd det.

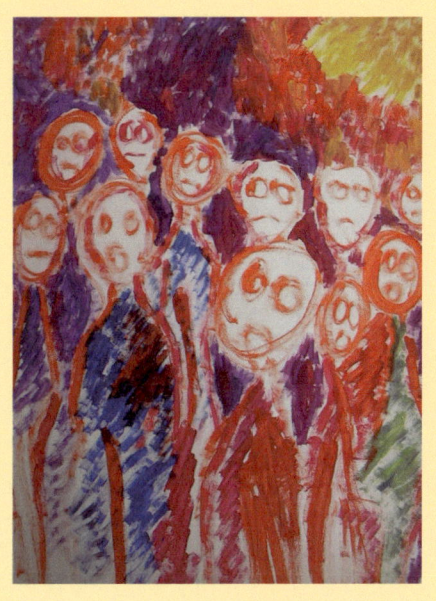

Bakom mina ögon finns det fler som tittar ut
av Hanna

Hur är det nu?

Hanna K

Jag vet inte

Just nu? Det första jag vill skriva är: jag vet inte. För så är det verkligen. Jag vet inte riktigt, det är nytt det här som är nu. Även om det också är gammalt så är det ändå på ett nytt sätt, det som är. Jag har levt med dissociation sedan jag var liten, nu är jag vuxen och mitt uppe i en behandling. Därför är det mycket gammalt blandat med det nya, kanske är det därför det känns så rörigt, kanske är det därför det känns som att jag inte vet något alls. Eller så är det en del av dissociationen i sig, att jag inte riktigt vet. Jag vet inte. Jag vet bara att det jag upplever mest är "jag vet inte".

Vi och jag

Det finns fortfarande ett vi. Vi är några, men hur många vet jag inte, för varje gång jag försöker vara pedagogisk med mig själv och sortera alla jag upplever stänger kroppen ner och hjärnan vägrar samarbeta. Att få ner information om delarna på ett papper kan ta dagar, sedan tar det ännu fler dagar för mig att återhämta mig från allt det väcker i form av känslor, förvirring och minnen.

Det är så, tror jag, för att jag inte riktigt orkar ta in det helt. De flesta delarna känns fortfarande som främmande människor jag tvivlar på om jag vill lära känna, ha i mitt liv eller acceptera att de ens finns där som delar av det som är jag. För det finns ett jag nu, på ett annat sätt än vad det gjorde förut. Jag vet att jag existerar största delen av tiden. Jag har en kropp, jag tänker tankar som är mina och jag känner känslor. Visserligen har jag alltid haft en kropp, tänkt tankar och till viss del känt känslor, men jag har inte upplevt det så. Kroppen var länge avstängd och jag kände den inte riktigt. Jag hade svårt att sätta fingret på vad jag tänkte själv egentligen och var mest upptagen med att försöka lista ut vad andra personer ville att jag skulle tänka och säga snarare än att fokusera på det jag faktiskt tänkte och ville säga. Känslorna var som borta och allt var mest bara en grå ångestgröt eller alldeles tomt. Men det var så det var då och så är det inte riktigt nu.

Nu finns det en kropp. Det finns konturer om än väldigt suddiga. Det finns fysiska upplevelser som hunger, trötthet, smärta, stelhet och avslappning. Det finns en högersida och en vänstersida. Högersidan är levande och känner mycket medan vänstersidan fortfarande är som nedstängd, svart och lite efter rent rörelsemässigt. Ibland när allt blir för mycket händer det fortfarande att musklerna blir helt överspända, krampar och/eller stänger ner och jag blir orörlig. Jag vet när det händer numera, jag är för det mesta i alla fall delvis medveten även om jag ännu inte lyckas kontrollera det som händer. Det är en konstig upplevelse att plötsligt befinna sig i en kropp som inte alls går att kontrollera.

Att känna det krypa närmare, men inte veta hur jag ska påverka så att det inte fortsätter och blir värre. Att bara kunna andas men knappt våga för det känns som att hela världen går under eller redan har försvunnit. Det finns tankar. Tankar som är mina. Det finns också en stor förvirring i de där tankarna. Vad är det jag tänker egentligen? Är det här verkligen jag som tänker? "Ja, Hanna, det är du som tänker det här" säger jag till mig själv ofta. Ibland förvånar jag mig själv genom att sitta och prata om mina tankar utan att ha någon aning om var de kommer ifrån. Jag beskriver dem som mina. Jag pratar numera nästan alltid i jag-form. Samtidigt känns de främmande och det blir som om jag hamnar lite på sidan av mig själv när jag beskriver. Jag finns, men jag upplever mig fortfarande som overklig.

Ibland blir det istället så verkligt att jag inte vet hur jag ska hantera det. Jag tror att det är då jag känner känslor, har minnen eller möjligtvis ångest. Det är som något som bara väller in över mig och tar över.

Overklighet
Overkligheten som jag inser att jag upplever allt oftare omfattar både mig själv och omgivningen. Det känns som om allt försvinner långt bort; konturer på möbler, tavlor och liknande får konstiga ramar av ljus och luften blir som dimmig eller vit. Jag tittar på människor och ser dem prata och jag hör mig själv prata men jag är inte

riktigt där. "Allt är konstigt", säger jag. För det är konstigt. Det är inte längre det normala även om jag tror det varit det en gång i tiden.

Vardagen – då och nu

Jag fortsätter att återkomma mycket till tanken "jag vet inte" när jag tänker på vad jag vill skriva och berätta om. Jag valde temat vardag och funderar på hur dissociationen påverkar mig mer konkret i vardagen. Förut, för några år sedan efter något slags krasch, då var jag mer förvirrad, ibland helt borta och hamnade i situationer som att till exempel inte hitta hem. Gjorde märkliga saker som att sova ute, för en del av mig kände sig tryggare med att sova ute än inne, då det ofta har varit inne de jobbigaste sakerna hänt. Jag hade också väldigt svårt att hänga med i samtal, så fort jag blev triggad av något så lade hjärnan av och jag hamnade i en dimma och förstod inte vad personen framför mig sa. Jag zoomade ut flera gånger per dag. En gång stod jag i garaget på psykiatriska mottagningen och vågade inte åka med mobila teamet som skulle skjutsa hem mig för det var en räv i golvet som sa åt mig det var farligt.

Allt sådant där gjorde livet väldigt rörigt. Men innan jag kraschade och det blev sådär rörigt fanns det funktion. Jag klarade ändå vardagen bättre då innan kraschen än vad jag gör nu, trots jag upplever mig som mer sammanhållen. Att kunna fungera bredvid mig själv gjorde att jag klarade av så mycket mer konkreta vardagssysslor. Det fanns en del som hjälpte mig att ta mig mellan olika ställen där jag skulle vara. Det fanns en del som tränade. Det fanns en del som var omtänksam, hjälpte andra och på det sättet hjälpte mig att ha vänner. Det fanns en del som läste böcker, tittade på serier och filmer och hjälpte mig stå ut långa, ensamma dagar genom att försvinna in i andra världar. Det fanns en del som vakade i farliga situationer, som såg till att vi var borta från medvetandet tills det var säkert att komma fram igen.

Det fanns delar för det destruktiva och det fanns delar för det konstruktiva. Det gör det fortfarande, men jag är så mycket mer medveten nu. Växlandet är sällan helt eller särskilt länge. Just nu finns det också en stabilare vardag med fasta rutiner utifrån och jag klarar nästan alltid av att följa dem. Det har i långa perioder varit helt omöjligt. Jag tycker fortfarande det är läskigt att planera in saker, för hur vet jag att jag kommer att fungera tillräckligt bra just den dagen och den tiden? Hur vet jag att jag kommer klara allt som det planerade innebär? Vissa dagar har jag inte ens kunnat knyta skorna för att alla delar inte kan det. Nu är jag ändå oftast så pass med att jag kan lita på att sådant fungerar. Men svårare, mer komplexa saker som att träffa någon, jobba, plugga, gå på bio, teater eller gå en kurs i något är fortfarande mer än vad jag klarar av just nu.

Det växlar och det är en berg- och dalbana av upplevelser. Det blir tydligt när jag försöker skriva en längre sammanhängande text och skriver lite i taget. Jag spretar i mina upplevelser. Det som ena dagen inte var ett problem alls känns nästa dag som något helt omöjligt. Och tvärtom. Det som ena dagen var helt omöjligt är nästa dag inget problem alls. Det jag upplevde förra veckan känns idag helt främmande och hade texten inte funnits i ett dokument i min dator hade jag tvivlat på att den ens var min. Har jag skrivit det där?

Idag
Idag är en sådan dag då jag knappt vet var jag är. Jag ser rummet, jag ser de vita väggarna, jag ser mina olika kort och alla små figurer som står på en hylla mittemot sängen jag halvsitter i. Jag ser allt det där och jag kan beskriva det. Samtidigt finns jag inte här. Det är ett tomt skal som beskriver rummet. Jag med mina känslor och minnen är borta. Var jag är vet jag inte. Allt går segt. Att ta mig från rummet till matsalen och äta middag tar en halvtimme trots att det egentligen bara är några minuter bort. Det är långt mellan tanken och rörelserna i kroppen. Kroppen? Jag ser den men jag känner den inte. Har jag en kropp? Att äta känns omöjligt. Någon hunger eller matlust finns inte. Allt fastnar i halsen. Jag vill ingenting. Det är tomt. När jag skriver det kommer ett stråk av ledsenhet. Jag träffade en varelse som står mig mycket nära tidigare idag. Och jag kände inget. Det blir en klump i halsen av tanken på det men den försvinner snabbt och händerna stelnar på tangenterna. Det gör för ont. Det går inte att ta in. Ingen finns. Inte heller jag.

Vad vill jag?

Det finns numera, det där jaget. Jag. Det sägs att jag har ett namn och att jag är född för 36 år sedan. Jag börjar mer och mer "äga min story". Jag har fattat att jag har en dåtid, även om stora bitar av den fortfarande är som luckor eller förvirrade röror. Det jag däremot inte känner att jag "äger" är mitt nu och mina val i nutiden. Jag finns. Jag gör en massa val hela tiden. Jag vet vad "jag vill" till skillnad från förut när jag var helt tom och svarade/tänkte "jag vet inte" på nästan allt. Ändå är det inte riktigt jag. Och när jag inser det och försöker tänka ut vad det egentligen är jag vill blir jag helt förvirrad. Det finns en massa viljor att ta hänsyn till, men de är inte integrerade i mig. Tänk dig att gå omkring med ett tjugotal personer som växlande dirigerar dig, växlande desperat skriker åt dig, bönfaller eller helt enkelt tar över och bestämmer åt dig. Tänk dig att de alla är i växlande åldrar, från spädbarn till vuxna, barn och tonåringar. Tänk dig att gå omkring med de där personerna runt dig hela dagen. Det blir rätt stressande. Och rätt rörigt. Alla vill få det på sitt sätt. Några är styrda av vilja, andra styrda av rädsla, ångest eller andra upplevelser, några är medvetna om nutiden, några tror fortfarande det är dåtid och stora delar av din tid och energi i nutiden går åt till att försöka sortera och ta någon form av beslut som blir så bra som möjligt.

Ibland gör jag saker samtidigt som jag skriker "jag vill inte". Det är lätt att tänka "men sluta då!" och det vore ju logiskt. Men samtidigt som jag inte vill finns det ändå någon del som vill. Det känns som ett tvång. Det där jag gör måste göras. Annars? Annars går världen under. Och det spelar kanske inte så stor roll när det handlar om att välja strumpor, det går bra att ha randiga strumpor varje dag om det känns livsviktigt för någon del. Det går bra att äta samma sak flera veckor i sträck om det är det enda som går att få i sig för de flesta delar just nu. Det går också att hoppa över att städa just idag för att någon del är överväldigad av minnen eller känslor och det inte går att fokusera trots det var planerat att det skulle städas idag. Jag har kommit till en punkt där jag till en viss gräns kan acceptera att det måste få vara så ett tag. Men när det handlar om andra, svårare, mer komplexa saker som relationer, boende, självskadebeteende, dyra inköp och liknande är det inte lika självklart.

Jag gjorde nyligen av med mycket pengar under en väldigt kort tid trots att jag, som mig själv, inte alls var särskilt intresserad av alla de där sakerna jag köpte. Nu när jag landat lite i det och förstått vad jag höll på med känns det hemskt. Jag hade sparat de där pengarna för att i framtiden kunna köpa en hund. En av de få saker jag är säker på att jag verkligen vill. Jag blir ledsen. Riktigt ledsen. "Skyll dig själv om du är så slösaktig" säger en sträng röst i huvudet. Ja, jag får skylla mig själv, jag tvingades inte. Och det är jag som får ta konsekvenserna. Samtidigt visste jag inte helt vad jag höll på med när jag gjorde det. Det finns en ofrivillighet i det, att inte förstå. Nu när jag har förstått kan jag förändra och göra mer aktiva val, men då när jag var inne i det där kunde jag inte det för jag förstod inte.

Det var länge jag inte förstod det där, att jag är så styrd som jag upplever mig vara. Jag visste inte att det kunde vara på något annat sätt än så, jag tänkte att det är det normala. Sedan för några år sedan, efter ett samtal med psykologen jag gick hos då, upplevde jag något annat. Jag gick ifrån mottagningen och insåg att jag hade utrymme nog i tankarna för att själv bestämma vad jag ville göra resten av dagen. Ville jag åka direkt hem? Ville jag gå en promenad? Eller kanske sätta mig en stund vid vattnet? För mig var det en så märklig upplevelse att jag först inte riktigt visste hur jag skulle hantera det. Men ändå, trots att det var förvirrande, var det samtidigt en frihet. Det fanns utrymme för mig själv att välja vad jag ville göra.

När jag skriver om det minns jag en annan gång när jag satt i väntrummet på en annan mottagning och plötsligt kunde välja hur jag ville sitta i stolen och hur förvirrande det var. Det är så små saker men ändå på något sätt stort. För mig. För det fick mig båda gångerna att inse att livet kan vara något annat än vad det är största delen av tiden. Jag behöver inte vara styrd alltid. Det finns något annat.

Maten

Hur ogärna jag än vill så är maten en del av vardagen. Även om maten idag fungerar bättre än vad den någonsin gjort är det fortfarande ett av de stora stressmomenten i min vardag. Jag blir arg bara jag tänker på ätande. Jag önskar så att jag bara kunde slippa. Den ska planeras, den ska handlas, den ska lagas och sedan ska det diskas och städas efteråt. Och så ska den ätas också, det höll jag nästan på att glömma mitt i allt annat. Just nu behöver jag inte göra så mycket annat än att äta den eftersom det finns andra som för det mesta gör allt det andra, kanske är det därför det fungerar så bra som det ändå gör nu.

Periodvis har jag haft en ätstörningsproblematik och det har ställt till det och gjort det svårt att klara av ett "vanligt" vardagligt ätande. Jag hade problem med maten innan jag utvecklade ätstörningar och har haft problem efter jag fått behandling för dem också. Skulle någon utreda mig för ätstörningar idag skulle de finna en person med en ätstörd del och många delar med ett stört ätande. Det finns en del med ett anorektiskt ätande, om den är "aktiv" under någon måltid ser mitt ätbeteende mycket annorlunda ut. Är den aktiv under en längre period rasar kroppen i vikt och jag blir sjuk rent fysiskt. Numera väldigt fort. Kroppen orkar inte som den gjorde förut. Det finns också delar som är superhungriga och inte kan förstå hur självsvält på något sätt kan vara ett alternativ. Det finns delar som är rädda att av någon anledning inte få mat, att bli tvingade att gå hungriga och därför äter lite extra, bara för säkerhets skull. Det finns en del som bara äter choklad och kanske skulle kunna tänka sig lite fil om kroppen hade tålt det. Det finns en annan del som har fått lära sig att göra och äta nyponsoppa och håller hårt i den där nyponsoppan. Det finns en del som längtar efter att få bestämma över maten själv och laga bra vegetariska måltider som är goda. Det finns delar som inte vet vad mat är och det finns delar som struntar i allt vad mat heter. Det finns en del som tycker det går hur bra som helst att leva på cola light, chips och choklad. Dock tar ingen del längre över så totalt att det blir ett problem i längre perioder, jag växlar inte särskilt mycket i vikt och har normal ork.

Isolering

Det finns familj och det finns vänner, men jag är ändå oftast ensam. Just nu bor jag där det bor andra människor, men ändå är det svårt med det sociala. Jag håller mig för mig själv. Oftast så orkar jag inte annat. Oftast så vet jag inte hur man gör. Tankarna är spretiga och jag har svårt att anpassa samtalet till en bra nivå. Jag vet inte vad jag ska säga. Jag kan svara på direkta frågor men har svårt att få till ett flyt i samtalet. Med vissa människor/i vissa grupper fungerar det men jag blir väldigt trött eller uppe i varv efteråt. Frågar någon vad jag vill, vad jag tycker eller hur jag upplever något måste jag sortera bland alla olika uppfattningar som finns bland delarna. Vems ska få finnas i den här relationen/situationen? Vilken passar nu? Och hur blir det nästa gång jag är i en situation med samma person? Kommer jag kunna hålla det konstant då så hen inte tror jag bara försöker göra mig till eller hittar på mina åsikter?

Det är en skillnad mot hur det var förut. Även om det alltid varit svårt fanns där inte lika mycket tankar kring det då. Någon del tog det bara. Det kan hända nu också men oftast inte. Att umgås med någon under längre tid än några timmar blir också utmattande för det är svårt att hålla i en och samma del så länge. Flera dagar tillsammans med andra blir en omöjlighet. Växlingarna sker så pass ofta och jag skäms för att det (kanske) märks. För att jag beter mig konstigt. Jag skäms för att jag kanske ska verka ouppmärksam och ointresserad av de andra personerna eller det vi gör. Jag är rädd för att hamna i en oväntad situation som någon del kanske inte kan hantera och allt som det kan innebära. Ibland är någon del så stark att dennes värld tar över verkligheten eller så är det så många delar som vill delta och tycka, tänka och prata att det är helt omöjligt att sortera både deras röster och viljor och alla intryck utifrån. Det blir för mycket. Det gör mig ledsen. Jag önskar det vore annorlunda. Jag önskar jag också kunde ha ett aktivt och socialt liv. Jag gillar att vara för mig själv och skulle kanske välja det ofta om jag upplevde det som ett val. Men nu känns det som en konsekvens av min problematik snarare än ett eget val och jag vill inte. Jag vill något annat.

Jag har sociala medier och är väldigt tacksam för vännerna där. Det skrivna ordet har alltid varit lättare än det talade. Att kunna umgås via ett spel, någon diskussion eller via delandet av bilder på Instagram gör att ensamheten blir hanterbar. Att få stöd och hjälp gör jag orkar fortsätta lite till och gör att jag kan få hjälp när jag inte klarar något på egen hand. Det är mitt starkaste nätverk. Det är också där jag är mest ärlig med min problematik och där jag fått mycket hjälp med att förstå, få förståelse och hjälp att närma mig saker som känts svåra.

Acceptans och ett slut

Jag skulle kunna skriva i en evighet men jag märker när jag skriver att jag upprepar mig. Det som är mest i vardagen just nu är det där att jag upplever mig så styrd av olika delar. Det påverkar allt. Jag har svårt att acceptera det. Jag vill skjuta det ifrån mig, skala av delarna och bara "bli jag". Vilket i princip betyder att jag blir mindre "jag" eftersom jag skalar bort allt utom den delen som får plats i mallen just för stunden. Jag vill hantera min motvilja mot dissociation som en problematik jag har genom att dissociera ytterligare.

Det var svårt att skriva en början och det är ännu svårare att skriva ett slut. Kanske för att det inte riktigt finns något slut. Jag har skrivit om små bitar från min vardag och de fortsätter allihop.

Dissociation är en sådan stor del av livet och har varit så länge så att tänka att det finns ett slut känns konstigt även om jag verkligen längtar efter och jobbar för ett mer fungerande liv. Om jag ska sammanfatta ett svar till frågan jag skrev i början "Hur är det nu?" skulle jag säga – det är annorlunda. Jag håller på att utforska det nya och ta in det gamla. Och hela tiden jobbar jag med acceptansen om det som är just nu.

En sorg i hjärtat

Eva, en som inte visste

Jag är en mamma som har en dissociativ iden-
titetsstörning. Min diagnos fick jag när var jag
var runt 40 år så jag har tidigare levt med disso-
ciation utan att veta om den. Det har märkts på
mina jobb och på andra sätt, men jag har själv
inte förstått det. Genom terapi har jag nu fått
stöd att kunna bearbeta mitt trauma av att ha
varit med om sexuella övergrepp av mina föräld-
rar, under hela min barndom.

Det ingen pratar om är att om man inte får stöd
innan eller under barnens uppväxt så påverkar
dissociationen nästa generation, alltså ens egna
barn. Det är med en sorg i hjärtat som jag skriver
att jag förstår att jag inte varit den mamma jag
ville vara, utan att mina barn har påverkats
under sin barndom.

Ibland kan jag känna i vardagen att jag inte
klarar av att känna denna sorg, skuld och skam.
Jag vill bara ta livet av mig. Men jag får inte, jag
måste visa att livet är värt att leva för mina vuxna
barn. Att se sina älskade vuxna barn må dåligt i
ätstörning, ångest och till med i dissociation. Att
i vardagen när en av dem är hemma på besök se
och höra ångesten och förstå att man inte räckte
till som mamma. Att se tårarna då rinna på hens
kinder och förstå att jag är orsaken. Att få sam-
tal om att ett annat av mina barn velat ta sitt liv

och är på sjukhus. Det här är också en vardag om man som mamma har dissociation.

Terapin har gjort att jag kunnat prata med mina vuxna barn om att det inte var deras fel att jag inte kunde leva upp till min föräldraroll. Psykologen har hjälpt mig att inte ta mitt liv genom att säga att "du gjorde så gott du kunde annars hade du gjort annorlunda". Psykologen säger också att "du inte har gjort samma sak som du var med om som barn".

Jag har också kunnat stötta barnen att ta stöd av psykiatrin och behandlingar, eftersom jag nu fått stöd själv. Mina vuxna barn har själva var och en fått kämpa för sin resa och bland annat har en jobbat hårt för att bli frisk från sin ätstörning.

Varje dag kämpar jag med min dissociation, tillsammans med min sorg att jag inte själv kunde vara en god förälder på grund av dissociation och en desorganiserad anknytning. Jag vet nu själv om att jag skiftar (men inte när) och försvinner bort, fast jag har gjort det hela mitt liv utan att veta om det.

Nu vet jag när jag träffar mina vuxna barn att de sett och ser min dissociation och att de accepterar mig som jag är. Jag är glad och tacksam att de gör det. Dissociation är så mycket och det är så mycket det inte skrivs om eller vågas pratas om. Terapi har hjälpt mig mycket med att orka leva. Det har i sin tur, tror jag, hjälpt mina barn genom att jag fick kunskap om mig själv.

Tyvärr tror jag det finns fler som inte vet att dissociation påverkar ens egna barns barndom. Jag visste inte om det själv innan. Nu har det också kommit forskning om att föräldraförmågan påverkas om man inte har fått traumaterapi.

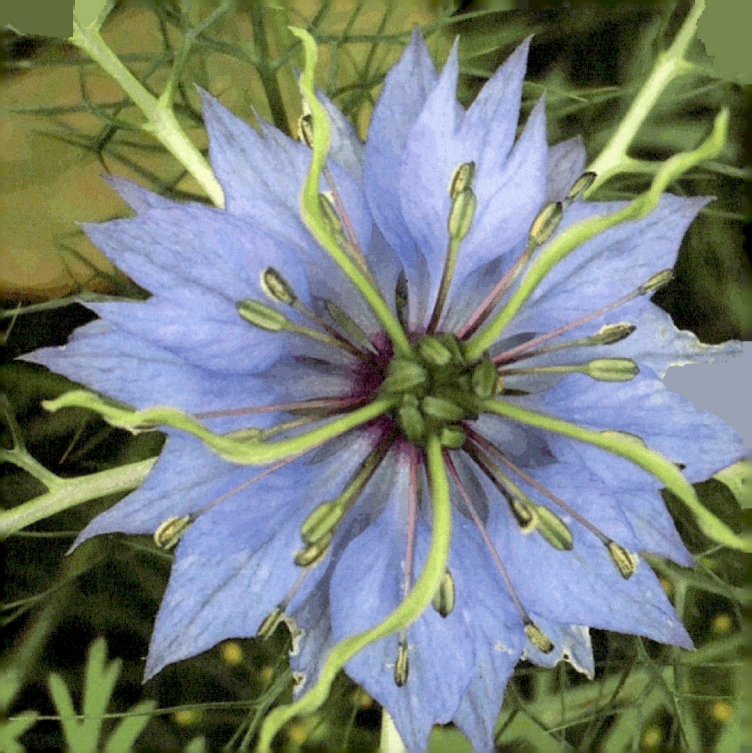

Föregående sida:
Utan titel
av Elina

De bäst förvarade hemligheterna

Sam

Till er som också kämpar!

När jag ska försöka berätta om mig själv så känns det oftast onåbart. Jag inser att mina leder värker och tjock dimma kryper in i mig. Så gott det går väver jag med envishet ihop en krokig berättelse.

Den mark som bar mig som barn fylls på sommarkvällarna av röster från gräshoppssångare, vattenrall och en småfläckig sumphöna. I skymningen spelar även en enkelbeckasin med sitt karaktäristiska vibrerande läte. När min pappas inneskor knarrar i trappan på väg till mig, är det ett av de värsta ljud jag vet. Han glömmer aldrig att komma in till mig för att säga god natt och nästan alltid sätter han sig på min sängkant. Han säger kärleksfullt att han älskar mig och att han inte kan leva utan mig, medan han sträcker in händerna under mitt täcke.

Jag ligger blickstilla och låtsas att jag inte finns. Jag vill inte ha hans händer där. Jag vill krypa ur mitt eget skinn, lämna huden åt pappa, för att jag sedan ska kunna försvinna. Han tar en hand till sina mörkblåa kalsonger, linningen har ett tunt gult streck och framtill är det en gylf. I hans garderob finns en hel hög med exakt likadana. Han har bara en sorts kalsonger, för att det är de enda som duger enligt honom.

Med inre knivar försöker jag skära loss mig från mitt kött men pappa håller fast mig. Han vill inte förlora mig och han vill inte att jag smiter. Han gör saker som traumaterapeuten säger att ingen pappa får göra. Jag brottas i det omöjliga, som att min själ håller på att drunkna. Det är en hel palett med känslor som kastas överbord. Jag går under och ur tid.

När pappa gjort det han vill så lämnar han mig och det blir tyst. Han verkar inte se mig längre och han säger aldrig god natt. Först när han är borta märker jag att jag andas och om mina ögon är öppna eller stängda. Kroppen ligger som den blev lämnad, att röra på den känns oftast allt för tungt. Jag är avskuren från allt, som om jag redan vore död och ingenting spelar längre någon roll. Ibland tar fötterna mig ändå mot badrummet för jag ska kunna tvätta av mig. Benen rör sig mycket långsamt till en ramsa jag hittat på; "ena foten fram, nästa fot fram, foten fram, foten fram, ena foten fram..." Om och om igen. Jag vilar längs vägen för varje meter är en mil. Om murstocken är varm lutar jag mig mot den en stund, det lindrar allt som bultar och skriker.

Det känns skönt att få somna för smärtan gör mig väldigt trött. Jag vaggas till sömns av sval sommarluft och duvkutter. Imorgon minns jag inte det här, imorgon bjuder på sång från näktergalar och kärrsångare som sitter i videbuskagen. I vassen spelar rörsångare och sävsparv, kanske hörs även den stiliga gråhakedoppingen med sitt grisliknande skrik. Pappa bjuder på frukost och är glad, han kanske frågar om jag vill följa med till sjön. Han lär mig nya saker som han tycker är viktiga att kunna. Som att demokrati betyder folkstyre och hur vi kan navigera efter solen. Jag har det bra för det finns inte minsta lilla spår av hemskheter. Långt bort mullrar det ofattbara, ett avlägset åskoväder som inte har med mig att göra. Alla stunder är sina egna, avhuggna från varandra.

När jag är ung vuxen irrar jag runt i världen och kan knappt andas, än mindre förstå. En kväll när jag ska sova får duvkutter mitt huvud att resa i tid och rum. Det som framträder från dåtiden ger mig omedelbar panik. Jag slänger mig ur sängen och rusar rakt ut i skogen. Det är ett tappert försök att bokstavligen springa ifrån mig själv.

Grenar rispar min hud och mörkrets skuggor får mitt hjärta att skena. När jag inte längre orkar springa hälsar tallskogen med sitt dunkla sus och vinden kyler mina kinder. Jag står där i den blåsiga vårnatten, klämd mellan familjelojalitet och minnen. Jag klarar inte det här. Jag kan inte fortsätta leva, inte när jag kommer ihåg hur pappas kropp ligger över min.

De grå molnen ålar sig oupphörligt fram över talltopparna. Hur kan jag tänka det om honom? Min egen pappa, han som älskar mig. Hur kan världen fortsätta finnas om pappas kropp skulle ha legat äcklig över min? Taniga ungtallar får bevittna mitt högförräderi medan jag förhandlar med den molntyngda himlen. Ingen av oss kan förespråka dödsstraff, inte ens när det gäller mig. Livet tar ingen hänsyn till att jag inte står ut och jag får börja leta mig tillbaka till sängen för att sova. Jag snubblar mig fram i mörkret i en alldeles för stor värld. Blöt av dagg överlämnar jag mig sedan utmattad till sömnen.

Jag håller mig vid liv men jag vet varken ut eller in. Jag blir sjuk med yrsel och illamående. Det är som att varje cell i mig skriker. Ibland skakar kroppen otäckt. Jag drabbas även av stupor. Då rasar jag ihop oförmögen att både kommunicera och röra mig. Jag får ligga stilla där tills det går över, fångad i min egen kropp. Om andra råkar se mig drar de lönlöst i mina armar och ben, kallar hetsigt på min uppmärksamhet. Sjukhus mäter och undersöker, knackar och funderar. Vården landar gång på gång i att det är stress och att jag ska åka hem och vila. Ensamheten är enorm.

Jag tappar andan av smärtan som väller ut från okända platser, jag kryper ihop i sängen av förtvivlan. Mitt innanmäte är i uppror, det river och sliter. När minnen börjar forsa fram i mitt inre är det utanför min makt att stoppa. Kroppen får det att kännas som att det händer nu, det är äckligt och plågsamt. Om natten i mardrömmar och på dagen med återblickar och förnimmelser. Berättelserna sträcker sig bortom min föreställningsförmåga. Jag önskar att livskraften kunde kapitulera.

Alla runt mig verkar ha vanliga liv, jag önskar att jag också hade det. Vissa dagar lyckas jag storma upprätt ut i världen för att mota min kollaps, men jag trillar alltid handlöst tillbaka. Familjen pressar mig på förklaringar om varför jag inte fungerar, men jag kan inte svara. Dagarna blir år och jag vet inte hur det ska kunna bli annorlunda eller bättre. Jag vet inte vad det är för fel på mig. Jag vet inte vad jag ska tänka om alla de minnen som spelas upp i mitt inre. Verkligheten känns hal och lurig. Jag vet inte ens om jag finns. Vila, bad och skogsutflykter är verkningslösa på mitt tillstånd. Jag drivs istället till mer radikala och farliga försök för att råda bot på situationen.

Jag sitter en natt med min rygg vilandes mot ett staket. Jag känner rutorna av ståltråd genom min farbrors gamla manchesterjacka. Det är en läskig plats att sitta på i mörkret. Jag är rädd för vad jag gör där, men ännu mer rädd för allt inuti och alla minnen som spökar. Mina ben är iskalla av att sitta på asfalten i tunna byxor. När jag drar mina händer lätt över tyget upptäcker jag att låren är bortdomnade.

En bil kommer körandes och bländar mig med sina starka ljus. Jag rycker till när den stannar några meter bort och det larmar i kroppen att jag borde fly. Men vart skulle jag springa? Där finns bara en oändlig raksträcka, en industriväg med högt staket längs sidorna. Framdörrarna på bilen öppnas och jag håller andan av rädsla.

Deras kroppsspråk säger att de inte vill skrämmas medan de går mot mig. En av dem håller fram ett visitkort och jag förstår att jag blivit upphittad av fälttruppen mot människohandel. Jag är i deras hemkvarter och de frågar om jag är skadad och hur jag hamnat där. Sedan får jag sitta i deras bil och värma mig. Äntligen finns det människoöron som lyssnar, har tid och förståelse. Jag öser några skopor från mitt översvämmade inre. Jag berättar hur familjen inte lämnar mig ifred och om hur jag behöver få rätsida på vad det är som händer mig.

Jag förstår inte, är våldet fantasier? Om det har hänt, hur har det kunnat hända? Jag kan aldrig ha överlevt en våldtäkt! Min uppväxt har varit nästintill perfekt och ändå har jag mage att tänka de här fasansfulla sakerna om min familj. Jag är helt enkelt inte värdig att tro på, men minnena fortsätter att ockupera mig. Det är en omöjlig ekvation som jag behöver lösa. Jag har därför bestämt mig för att jag ska utsättas för våld igen, jag vill återskapa övergrepp. Jag vill veta om det jag kommer ihåg är realistiskt. Samklangen som finns mellan den farliga miljön jag befinner mig i och våldet jag minns hjälper mig att känna mig verklig.

Socialtjänstens personal är klok nog att ifrågasätta min metod där vi sitter i deras varma bil. Hur skulle mina minnens trovärdighet fastställas av att utsättas för nya övergrepp? Hur skulle mer våld, hur mycket verkligheten än spikades fast i just den stunden, kunna få mig att må bättre i längden? Deras vänlighet hjälper mig att orka den natten. Snälla människor en stund längs vägen.

Min barndom ligger i mitt knä i förkrossade bitar. Fragmenten pusslar ihop två vitt skilda berättelser. Den ena är pappas sexuella övergrepp närhelst det faller honom in och hans ilska som likaväl kunde ha dödat mig. Där finns också en lång lista av förövare som mina föräldrar har kontakt med. Sadistiska ceremonier i grupp, där jag och andra ska lida så mycket som möjligt. Det finns även många främlingar som betalar för en ensam stund med mig.

Den andra berättelsen är mina föräldrar som skjutsar mig till fotbollsträning och hjälper mig med läxor. De går på föräldramöten och lagar min favoritmat. Klasskompisar är avundsjuka på mig eftersom min familj är närvarande och engagerad.

Jag kan inte härbärgera helheten av de två historierna. När min familj börjar ana vad som händer blir allt ännu mer svårhanterat. För varje eget steg jag tar så drar familjen åt kontrollen. Några gånger ställer jag frågor om min barndom men jag får inga vettiga svar. Det växer en orosklump i magen när jag börjar se min familj med nya ögon. Jag observerar att tiden strimlas sönder när jag är tillsammans med dem, jag kan inte återge särskilt mycket. Det jag vet är att jag hamnar i akuta självmordsuppdrag av deras närhet. Det är i myndigheters stela korridorer som jag informeras om min rätt till frihet. Till slut finner jag ingen annan utväg än att fly.

Jag hamnar på en ensam stig, utelämnad till mig själv och mina egna ekon. Tack vare de som trampat vägar före mig börjar jag begripa att jag kanske är traumatiserad. Jag läser böcker om sexuella övergrepp och om hur människor som växt upp med våld kan må. I mina journaler står det PTSD men ingenting om hur, var och när det kan behandlas. Mitt liv fortsätter i den stumma överlevande kroppen. Jag härdar ut och skapar strategier. Tid är scener att ta mig igenom, huller om buller så som YouTube-klipp. Jag tappar bort mig själv mest hela tiden, slänger mig in i än det ena och än det andra. Jag vill dö och leva samtidigt och är utom mig av vilsenhet.

Jag möter stadens fyrkantighet och faller ner i välfärdens stormaskiga skyddsnät. Jag är på främmande mark utan karta och från alla håll hörs buller. Jag är trött och kall men att vända hem känns ännu värre. Jag passar inte in i någon av psykiatrins formulär, det är som att jag använder osynligt bläck när jag fyller i deras frågor. När mitt psykiska tillstånd blir kritiskt vill psykiatrin leda mig på avvägar. Jag får bli min egen detektiv för att försöka lista ut vad som händer. När jag funderar på dissociation glider det mig bara ur händerna. Mina vänner ger mig modet och kraften att stanna kvar.

Kommunen tar sitt ansvar och hjälper mig. Jag får öppenvård som halar in och förankrar mig. En människa som ser mig och vill mig väl fem dagar i veckan. Via öppenvården erbjuds jag även regelbunden massage. Jag blir sakta trygg med massören och massage blir ett viktigt redskap för att läka. Att få kontakt med kroppen och förstå att faran är över. Lager för lager av kroppsminnen som kan släppa taget. Där innanför allt det hemska möta det storslagna i att ha en kropp. En kropp som visar vägen för vad jag behöver och hjälper tankar och känslor att hamna rätt.

En dag möter jag den gröna boken; "Att hantera traumarelaterad dissociation". Jag slänger mig över den och sträckläser den till gryningen, kapitel efter kapitel. En dörr öppnas i mitt inre när det där finns ord för vad jag lider av. Det är den enda förklaringsmodell jag hittat som stämmer överens med hur mitt liv är och hur jag fungerar. Det finns dessutom vägar att må bättre på och konkreta sätt att ta mig an det ordlösa kaoset.

Jag rustar mig för jakt, jag vill hitta en behandlare med kunskap. Med boken under armen stretar jag runt på de regnblöta gatorna som luktar asfalt. Jag stöter på både raljerande människor med makt och välvilliga men outbildade personer. De ger mig inte mer hjälpsamma sätt att hantera mitt liv och fungerande på. Efter viss kamp blir jag beviljad det som är få förunnat; långvarig fasorienterad traumabehandling. Det visar sig att jag har slagit läger i ett av de sällsynta landstingen där längre terapi och trau-materapeuter existerar. Jag önskar att alla som behövde och ville kunde få den hjälpen.

Det är svårt att bära på erfarenheter av våld – inte bara för hur det trasat sönder utan också för att människor värjer sig för att höra. De kan inte tro på det och vissa får mardrömmar av att lyssna. Terapirummet har plats för mitt över-svämmade inre, jag kan stjälpa ur mig minnen och sen hänga upp dem på tork. Det är hundra olika jag som vill förklara tusen bitar av ett liv. Jag har en terapeut som är beredd att följa med på resan och hon blir en möjlig reskamrat. Längs vägen vidareutbildar hon sig i att behandla dis-sociativ identitetsstörning och lär sig mer om rituella övergrepp. För att stå ut har jag burit mitt liv i olika delar. Fördelat det som gjort för ont, varit för svårt och alldeles för sorgligt. Jag för-står att jag överlevt genom att inte växa mig hel, men jag håller på att gå under av att inget hänger ihop. Min terapeut hjälper mig, men jag tvivlar ändå på om det kan bli bättre.

Jag bygger mig ett bo, ett alldeles eget hem där det inte är farligt för mig att finnas. När fönstret står på glänt hör jag skatorna prata livligt med varandra i trädkronorna, löven nynnar med vin-den och hackspetten håller flitigt takten mot de silvergrå stammarna. Jag bäddar in mig i att ha allt som behövs för att en vardag ska rulla på. Jag samlar nya minnen och tillhörighet. På fönster-blecket trippar småfåglar och jag får följa ekorrar som djärvt slänger sig mellan grenar. Det blir ett välbehövligt vilohem.

Jag fortsätter kämpa med upplevelsen om att allt kan vara en dröm. Att jag misstagit mig på våldet eller på hela min historia, kanske på att jag finns. Framförallt på att jag finns. Jag tittar på min verklighetsmaskin och jag undrar hur den ska kunna gå att lita på. Hur kan någon lita på sin verklighet? Jag hittar inga böcker om realisering och jag drömmer om att biblioteket i framtiden har en hel hylla om det. Jag blir väldigt trött av att försöka balansera alltihop, ibland krävs paus. Då lever jag i exil från min historia och pustar ut för en stund, men hemresan blir ofta i fritt fall.

I snigelfart blir mitt liv bättre genom arbetet i terapin. För varje litet steg framåt fylls jag med hopp. Jag blir mindre självmordsnära för varje del som har möjlighet att läka sitt. Det blir en mer sammanhållen vardag när delar kan mötas och där nu och nästa nu är länkade i varandra. Tillsammans går det att börja vika ihop dåtiden och lägga den på rad. Jag går mot något mer uthärdligt, lugnt och förutsägbart. Kanske är det därför ett parallellt universum presenteras för mig, en ny värld med sådant som inte tidigare har fått plats. Det är som att öppna presenter, ofta inslagna känslor, som överraskar och förvånar.

En förmiddag när jag ligger i soffan och badar i solsken så sprider sig en förunderlig varm känsla ut i armar och ben. Det är något främmande och ovant. Jag grubblar på vad det kan vara. Det verkar nästan som att sommaren flyttat in i mig med sitt spretiga överflöd i varenda liten vrå. Världen mjuknar och soffan vaggar mig snällt. Häpen börjar jag ana att det kan vara trygghet jag känner.

Mitt förkroppsligade Pangaea.

Achillea Dahl

Blicken är tom. Läpparna stumma. Nedtystat
tal för att ibland försvinna helt. Från fullständig
panik, outhärdlig sorg, fullkomlig bestörtning
till total likgiltighet. Det går på en sekund. På.
Av. Det mörkaste mörka till ett vitt streck. Från
att hela världen håller på att kollapsa till intighet.
Från att universum imploderar till absolut tom-
het. Mitt polariserande av känsloregistret. Från
känslosvall till känslokall. Allt gör ont till allt är
avstängt. Ingenting känns och ingenting känns.
   Dissociering – Tonisk immobilitet. Spela-
död-reflexen. Mentalt undvikande. Upplösning
av det som varit sammanhållet. När alla andra
vägar är blockerade, när alla andra möjligheter
är omöjliga, när alla andra alternativ inte fung-
erar. Då inträffar förlamningen. Systemet slås
av. Fanns det smärta blir den dold. Gjorde det
ont så är det glömt. Gömt under ytan, locket på.
Överlevnadsstrategin som handlar om att klara
sig igenom den kommande sekunden, minuten,
evigheten. Hit tar jag min tillflykt när livet blir
för svårt. Hit försvinner jag när livet är för out-
härdligt. Ibland vill jag hit, ibland är det här jag
minst av allt vill vara. Oftast spelar det ingen roll.
Det knäpper av och jag kan bara hänga med på
resan. Inte hjälplös inför situationen men likgil-
tig. För stunden. Innerst inne vet jag att jag för-
söker förhindra något som förblir oförhindrat.
Slåss mot mig själv i ett försök att slåss för mig

själv. För även i en trygg miljö kan dåtidens bilder dyka upp och kasta mig tillbaka till en tid då tragedin var ett faktum. Allt blir verkligt. Upplevs på nytt. Så kroppen gör sitt bästa för att klara sig. Försöker stå ut så länge som möjligt tills det inte längre går. När kaskaden av försvar inte längre fungerar sätts de drastiska växlarna in. Allt stängs ner. Apati. Letargi.

För varje gång en händelse inte blivit behandlad eller interagerad har själen spruckit lite mer. Den har blivit tvungen att splittra sig för att hantera den verklighet som varit min. Bitarna har glidit isär och skapat en overklighetskänsla som går att ta på. Bokstavligen röra vid. Namnge och livnära.

Det har varit en räddning men det har bidragit till mycket lidande. Vägen har blivit snäv. Det är priset jag fått betala. För det går inte att vara selektiv. När jag valde bort mörkret försvann ljuset i samma stund. Det finns inget det ena eller det andra. Verkligheten är inte en vågskål där vi antingen får allt eller inget. Så jag ångrar mig. För visst är det fruktansvärt att behöva känna sorg, ilska, hopplöshet, uppgivenhet, ångest, men om jag måste välja så är avsaknaden av känslor så mycket värre. Jag kapitulerar inför faktumet; för att få känna lycka måste jag även känna olycka. För att få skratta måste jag gråta. För att se ljuset måste det finnas ett mörker.

Kroppslig splittring.
Flyger över min karta av strapatser.
Här finns ingenstans att landa. Ingenstans att
hämta andan.
Inombords tickar en bomb som aldrig kommer
detoneras.
Ändå bryts livet mitt itu.
Blir till ett bortglömt Oceanien, ett Afrika ingen
besöker, ett Asien som ingen letar efter.
Kapas rätt av och delas sedan upp i ett före och
ett efter. Gamla och nya.
De vill aldrig ha kontakt med varandra igen.
Ett Nordamerika som aldrig vill bekänna band
med Sydamerika. Ett Europa som förnekar
Antarktis.
Då och då skymtar de den andra sidan genom
frostigt glas, men lika fort tittar de åt ett annat
håll. Det kommer dröja år innan de möts igen.
Då har de båda byggt upp så starka fasader att
de knappt känner igen varandra. Ändå har de
delat på allt.
Nu måste världsdelarna försöka svetsas samman
i ett mayhem av livsöden. Försöka reda ut var
det gick snett. Var det kan rätas ut igen. De ska
namnge Dagen D. Komma till freds med att livet
tog en så drastisk vändning att de tappa bort
meningen med jordens rotation.
De ska förenas. Försonas. Förlåtas. Läkas. Bli
hela igen.
Alla är livrädda. Men någon måste våga börja.
Ta ett steg. Blunda. Kasta er ut.
Jag fångar er.

Vissa sanningar är för svåra. Gör för ont. De kan bara hanteras i små doser och i kontrollerad form. När de försöker finnas till samtidigt blir sinnet för överväldigat och stänger ner. Delar i mig klarar inte av verkligheten och beslutar sig därför för att lämna den så fort en antydan från förr gör sig påmind. Kvar blir ett skal som inte kan kommunicera och som tappar de fundamentala motoriska rörelserna. Det lämnar mig med en känsla av att bli övergiven samtidigt som jag vet att det här är organismens bästa sätt att försöka överleva. Ur ett evolutionärt perspektiv kan vi ta oss igenom de allra hemskaste av ögonblick genom att inte vara fullständigt närvarande. Problemet inträffar när den strategin blir en genomgående tillflykt i tillvaron. För livet pågår här och nu och jag är inte här. Så jag missar det.

Mina försök till förändring genom förnekelse har varit förgäves, bara fördröjt förlösningen. Jag har dragit hårdare när jag egentligen borde släppt taget. Borde släppt taget för länge sedan. Men jag hade inte verktygen att ställas inför min existentiella rättegång. Kunde inte argumentera för att mina bitar inte skulle gå under om de bildade motivet föreställande vår historia. Kunde inte lova mina delar att de skulle klara sig igenom att möta varandra och höra varandra. Så jag flydde. Rymde ut i natten.

Så länge har min uppmärksamhet varit riktad åt ett annat håll. Även när det uppenbarat sig framför ögonen på mig har jag ändå försökt att se förbi det, se igenom det. Några gånger har jag lyckats. Många gånger har jag misslyckats. För hur snabbt jag än sprungit har jag aldrig kunnat springa ifrån mig själv. Jag har hela tiden varit mig själv hack i häl, flåsandes i nacken. Taktiker har kommit och gått. Strategier har avlöst varandra. Utgångspunkten har förblivit densamma. Roten till mörkret har inte kunnat grävas upp, istället har den borrat sig djupare in i min själ och slagit sig till ro bland drömmar och visioner. Svärtat ner den framtid jag hoppades skulle bli min.

Nu är jag fast i en loop där pilarna alltid pekar mot varandra. Varenda genväg har varit en återvändsgränd. Varje gömställe, ett avslöjande. Effektiv ineffektivitet. Aktivt inaktivitet. Förföljd av de skuggor som blivit en del av min uppenbarelse. Som jag inte kan radera genom att blunda. Som jag inte kan få bort genom att se åt ett annat håll. Det finns alltid där i periferin. Flykten ut i natten fungerade inte. Jag gick inte vilse men kunde inte hitta hem.

När det blir som allra mest smärtsamt blir rösten som svagast.
Stämbanden spricker. Klarar inte av att hålla igen.
När vi närmar oss toppen på isberget kyls varje förhoppning ner.
Blir som förstelnade i handen på förändringen.

Full dikt till styrbord förhindrar ingenting.
Marken skälver. Välter luftslott.

Richterskalan ger fullt utslag men ingen tar
hänsyn till varningen.
Lever livet som vanlig tills allt rasar.

Ingenting glöms bort. Ingenting försvinner.
Det bäddas in bland organ och blodomlopp tills
något påminner om det fördolda.
Då kommer det tillbaka med full kraft.
Skenar genom härdad hud. Störtar genom
tystade läppar.
Kommer ut i efterkrigstiden och startar nya
bränder.

Då kommer ångern. Tankarna på vad som hade
kunnat göras istället.
Men nu står världen i lågor och fanns det en
annan väg är det ändå för sent nu.
Den krassa verkligheten tar inte hänsyn till
desperata böner om skoning.
När dåtiden väl fått ett grepp om framtiden
släpper den inte taget.

Nu ska allt svärtas ner.
Det är priset man får betala för att tystnaden fått
härja,
När egentligen varenda cell skulle skrikit högt om
smärtan.

Jag vet ju. Jag vet hur det kommer sluta. Jag vet
vilket jävla helvete det kommer vara att komma
tillbaka. Samtidigt kan jag inte släppa taget om
den parallella drömvärlden. Där ingenting känns

men där ingenting heller känns. Det är ett dubbeleggat svärd. Jag slipper känna smärta, men kan inte heller känna glädje. Jag slipper gråta, men jag kan inte heller skratta.

Dock förstår jag att jag stänger av när jag väl slår på igen. Då blir det kristallklart var det är jag försöker undvika. Det gör så ont att insidan brinner och jag vill skära bort allt. Slita ut hjärtat och förkasta det. Smärtan är själsdödande. Lidandet förödande. Så jag flyr till det dissociativa universumet. Tror att om jag bara stannar tillräckligt länge så hinner allt lösa sig medan jag är borta. Inget löser sig. Inget blir löst. När jag väl infinner mig i nuet igen så är det lika jäkligt som när jag försvann. Då vill jag försvinna ännu mer. Då blir tankarna att jag vill försvinna helt och hållet. Som att jag kunde begrava det förflutna genom att själv svälja jord.

Jag förgörs av det som är sant. Jag går sönder på grund av realiteten. Känns det som. Egentligen är det tvärtom. Det är nästan alltid tvärtom. Det jag försöker förneka för att kunna leva. Gör att jag förnekas att försöka leva. Jag ska komma tillbaka till livet, men jag är rädd för vad jag måste offra för att ta mig dit.

Jag försvinner ut genom fönstret trots att dörren är öppen. Smyger ut i natten trots att ingen bevakar mina steg. Från ingenting. Till någonting. Från ingenstans. Till någonstans. Går på kilometer av tragedier. Har hundra slocknande solar som kastar färg över min himmel. Bakom

mig mattas en horisont ut medan jag försöker
gräva mig ner till ett svar på mina frågor.

Vägen är allt annat än rak. Allt annat än enkel.
Den kantats av minor, bomber och granater.
Spränger varje liten förhoppning i småbitar.
Tror att liv och död är samma sak och struntar i
nyanserna hos hjärtslagen. De små skillnaderna
som är avgörande för ännu ett andetag.

Tid för försoning. Ändå springer de båda
världarna parallellt med varandra tills någon
ger upp och sällar sig till jaktmarkerna. När
gryningen flyr ligger mitt huvud kvar på kudden.
I sinnet var jag borta men kroppen kan inte gå.
Väntar på att någon ska hitta mig och ta mig
härifrån. Vet att det är bara jag själv som vet var
jag befinner mig.

Jag måste vara min egen förändring. Min egen
lösning.
Mitt egna svar på frågorna jag aldrig ställt.
Finna lugnet, där jag också är kalabaliken.
Strukturen, där jag också är virrvarret.
Kontrasternas kontinenter. Varandras motpoler
som en dag ska mötas.
Inkarnera Pangaea.
Samlad till en enhet. En helhet. En enighet. En
värld.
Starka nog att ha jordens tyngd på våra axlar.
Nu ska vi hjälpas åt att bära.

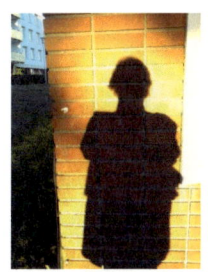

Queer kvinna
av Lis Lovén

Erfarenheter
av vård och
myndigheter

Vi finns hos varandra även idag

Mona Andersson

Du skapade egna bilder för att ha en chans att förstå. Att vi var som ett fotbollslag. Laget är en enhet med olika spelare, där varje spelare behövs för att laget ska fungera. Om spelarna är osams eller inte kan samarbeta så förlorar laget matchen. Om någon av spelarna bara får stå vid sidan om och titta på kommer det skapa en negativ stämning som gör att laget fungerar sämre. Alla behövs, alla förtjänar respekt, alla i laget behöver bry sig om varandra för att skapa en bra helhet.

Förut var jag flera olika inre delar. Nu är jag bara en enda. Det kunde bli så när jag träffade personer som lyssnade och som förstod att alla delar måste få finnas och få all tid och all plats som de behöver. Det var då de blev tydliga för varandra, skapade förståelse och omsorg om varandra. Började bli som en familj, en enhet och efter en lång tid blev så nära så att de idag är ett enda jag.

Det tog lång tid. Dagar av kaos, år av bra och dålig vård.

Det fanns de inom vården som inte hade något intresse av att förstå eller lyssna på mig. De som redan visste bäst själva, som verkade se patienter som problem som skulle lösas, helst med vanligt förekommande diagnoser och mediciner. De testade med depression, psykos, olika former av personlighetsstörning. Akut stressreaktion var en vanligt förekommande anteckning, vilket var en av få diagnoser som nog stämde eftersom jag blev mer och mer rädd för vården.

Det var läkaren på en psykiatrisk slutenvårdsavdelning som hade uppfattningen att dissociativ identitetsstörning (DID) bara är ett påhitt. Han tvingade mig att äta medicin mot psykos, vilket gjorde mig sämre.

Det var sjuksköterskan som bestämde att jag inte fick prata om övergrepp jag varit med om eftersom hon inte orkade lyssna. Hon ansåg att det var bättre att fokusera på framtiden istället för att prata om tråkigheter.

Det var professorn i psykologi som föreläste för studenter som ska jobba inom olika stödverksamheter för människor med psykiska problem. Professorn som sa att DID är en så sällsynt diagnos att vi garanterat inte kommer träffa på personer med den diagnosen. Dessa fåtal patienter återfinns inom den psykiatriska slutenvården och de är inte personer som skulle klara av ett arbete eller gå en universitetsutbildning. Jag önskar att jag hade haft modet att resa mig upp inför honom och hela föreläsningssalen och säga att alla här inne redan träffat en person med den diagnosen.

Det fanns också de inom vården som försökte. Som var utan prestige. Som bara ville hjälpa och var genuint intresserade av vad just jag behövde i den stunden vi möttes. Det var hon som satte sig ner på golvet i korridoren bredvid mig när jag inte kunde röra mig av ångest. Det var han som höll sig på avstånd för att han förstod att jag var rädd för män, som inte tog det personligt, som hade tålamod i över ett år och som sedan fanns där och erbjöd hjälp. Det var hon som satt med mig en hel natt i en soffa och lyssnade när jag behövde berätta om övergreppen jag varit utsatt för, som höll om mig när jag grät och som inte gick därifrån.

De fanns också. De som kanske inte förstod eller kunde hjälpa på lång sikt men som fanns där i stunder av kris och inte lämnade mig ensam.

Idag finns en läkare och en psykolog med kunskap, kompetens och erfarenhet inom trauma och dissociation. Som har behandlingsupplägg, som förstår utan att jag behöver förklara, som har hjälp som hjälper i grunden och för hela mitt liv.

Så fanns du. Med bilden av oss som ett fotbollslag.

Du var den första som fick veta vad alla delar hette. Du förstod inte först. Det blev missförstånd, och kaos i mig när det inte gick. Men du hade visat mig att du fanns kvar och att relationen gick att lita på. Du lyssnade när jag behövde det. Du tröstade när jag behövde det.

Du var bestämd och satte upp regler när jag behövde det. När jag skadade mig på något sätt så fanns det inga straff. Du fanns kvar, ville förstå och relationen var densamma. Därför vågade jag berätta om dissociation och om att vara splittrad i olika delar. Därför vågade jag också gå tillbaka och försöka igen när du inte förstod första gången. Alla delar tyckte om dig på olika sätt, alla ville träffa dig och ville att du skulle veta att de fanns.

Det krävdes mycket för att jag skulle våga berätta och våga berätta igen när det blev fel och sedan våga fortsätta vara kvar i relationen och låtsas om det jag berättat. Innan dig hade jag blivit kallad manipulativ, eller inte blivit tagen på allvar. Att berätta har varit en stor risk. För mig var det inbyggt i diagnosen att dölja att det finns ett problem och hur försvaret ser ut. Att bli så skadad att ens jag går sönder i bitar, det kräver hemska händelser och stora hemligheter. Skyddet handlar om att ingen ska förstå att det är ett skydd. För att överleva livsfara behövde jag gömma mig och skyddet som skapades gick ut på att inte visa att jag gömmer mig. Det blev svårt att söka hjälp när det jag behövde hjälp för inte gick att berätta om.

Du skapade en plats där jag inte behövde rätta mig efter en viss vårdform, en viss läkares åsikt för att få hjälp eller få slippa vård som förvärrade. Du var modig som vågade försöka förstå något som inte var inom ditt område. Du utgav dig aldrig för att försöka laga mina traumaskador eller veta hur jag skulle hantera dissociation. Ändå gjorde du det. Relationen till dig blev en början till att bli hel. Hopp om att det finns hjälp att få. Jag lärde mig att jag inte måste gömma mig själv och vem jag är inför alla, utan att det kan finnas platser där det är tryggt nog att visa hela mig utan att vara rädd för att bli feltolkad eller utslängd.

Jag minns hur det var i början:

Hon lyckas alltid nå in till saker som jag inte tänkt visa för någon. Jag går dit och tänker "jag ska inte säga det eller det och frågar hon om det så går jag därifrån". Och sen sitter vi där och hon tittar på mig och säger rätt ord och efter ett tag så pratar jag om hur det verkligen är och inte det som jag låtsas vara.

Hon verkar faktiskt bry sig. Hon verkar vilja att jag ska må bra. Jag har en plats där hos henne, hur dålig jag än är och hur mycket jag än misslyckas. Kanske kanske kommer hon inte ge upp om jag inte är duktig och inte orkar låtsas.

Relationen med dig handlade om att du fanns, var närvarande och fortsatte vara det. Du visade det med ord, kroppsspråk och värme, och även konkreta handlingar. Du svarade på e-post om jag skickade till dig och det handlade nästan alltid om att jag behövde kolla att du fanns kvar. Du gav mig extra tider om det gick och om det inte gick så förklarade du varför och sa att du förstod att jag hade behövt det. Du ordnade så att jag kunde söka till akutmottagningen och vara helt säker på att få komma in och sova en natt utan att någon ifrågasatte om jag behövde det. Det var magi för mig. Att få den typen av akut hjälp utan att behöva slåss för det. Att den bara fanns där av sig själv, för grunden var att lita på mig. Sökte jag hjälp så var det för att jag behövde hjälp. Jag insåg hur mycket du ansträngt dig för min skull, och ändå uppträdde du som att det var självklarheter. Du hade regler som handlade om att jag inte skulle skada mig själv. I den här perioden av mitt liv handlade det framför allt om missbruk. När jag inte klarade av det så blev det konsekvenser i form av mer och annat stöd som tillägg till våra samtal, men du fanns kvar på samma sätt och vår relation påverkades inte.

Vi sågs idag.

Det är så mycket jag vill säga och allt känns för litet eller för stort för att sägas högt. Jag tänker att du räddade mig, att jag inte vet om jag hade varit vid liv idag, eller vilket liv jag haft. Jag tänker på alla tillfällen med panik och kaos och hur du fanns som något stabilt att ha fokus på. Jag tänker på gångerna med självmordstankar som du tog på allvar och såg till att jag fick skydd. Jag tänker på hur du accepterade mig, alla delar som var jag, och hur det gjorde att jag inte behövde hata mig själv lika mycket, inte känna mig så vilsen och så konstig. Jag tänker på hur du lärde dig att min tystnad var ett symtom på dissociation och uppstod när det blev för svårt på något sätt och att du inte tog det personligt eller pressade mig, utan lät mig vara och väntade. Det är så mycket jag vill säga. Till slut säger jag att du var viktig. Du var viktig för mig. Jag tror att du hör det andra med.

Vi sågs idag. Det är fem år sedan och du är dig lik och ändå inte. Kanske är det jag. Jag som klarar av att leva, som är på min sida, som har mig själv. Då var det du som fick hålla i och hålla ihop och vara mina yttre gränser. Nu är jag en egen och du är en annan och vi träffas med andra gränser och en annan relation. Samtidigt med alla känslor som var då och känslor som finns kvar av så mycket saknad och att behöva och känna mig sedd och kunna andas hos någon en stund.

Den vuxnes tacksamhet över hjälpen jag fick, de små delarnas förtjusning över ditt spretiga hår, tonåringens känsla av att bli sedd, beskyddarens godkännande av relationen till slut. Allt finns kvar även om alla känslor är en helhet nu och finns i mig som en person.

Vi sågs idag och du var densamma med all energi, värme och förmågan att få mig att känna mig speciell. Allt var samma och helt annorlunda och jag ville stanna för alltid och aldrig släppa taget, som ett eko från det stora hålet jag hade förr där ingenting var tillräckligt. Men: idag är jag inget spretigt fotbollslag som skriker åt varandra och mobbar den som är sämst. Idag är jag lagkaptenen som ser till att alla får vara med och mår bra och jag gör det bra. Även duktiga lagkaptener kan behöva tröst och trygghet och kan bli avundsjuk på sig själv från förr. I sekunder, ungefär som utsikten från tågfönstret på hemvägen.

Men nu: detta att mötas och vara hel, att inte behöva så förtvivlat. Detta att mötas på en annan plats där jag får möjlighet att se dig som en egen person och vara helt närvarande. Detta att mötas och åka därifrån med hela mig själv och samtidigt känna saknad och sårbarhet. Nu håller jag mig själv. Jag är inte längre beroende och desperat. Jag är levande och berörd. Över allt som var då och vårt möte idag. Det som först känns som sorg när jag sitter på tåget byts bit för bit ut till en varm boll som jag sitter och håller i hela vägen hem.

Du finns kvar. Jag finns kvar. Vår relation finns kvar och vi finns hos varandra även idag.

Att vara ett föremål
(för omsorg)

Michaela Châteaux

När jag som tolvåring drevs av dödslängtan
upptäckte jag en inre värld med delpersonlig-
heter varav somliga tog hand om kroppen, min
kropp, när jag själv inte klarade av det. Ibland
var vi sammedvetna och gjorde det som skulle
göras tillsammans, men oftast så var jag i min
inre värld där inget och ingen kunde nå mig
medan någon annan styrde kroppen och förde
min talan. De gick till skolan åt mig, de gjorde
mina läxor, de tog emot sparkar, slag och spott-
loskor; de såg till att jag duschade och att jag åt.
Jag har nästan inga minnen från den tiden. Bara
små minnesfragment, sådant som andra berättat
för mig och några få dagboksanteckningar, det är
vad jag har kvar. Ända tills den där dagen i mars
då bubblan sprack och jag föddes av ett skrik,
mitt eget skrik, där inne på socialkontoret. Jag
hade hunnit bli tretton och ett halvt år gammal
och skulle placeras på ett utredningshem.

Jag som hade trott, hoppats, på att få stanna hos
Lena för alltid. Tills jag blev vuxen och kunde
flyga på egna vingar. Men det var bara början på
slutet. Slutet på relationen till Lena.

De kom och hämtade mig dagen därpå. De två
socialsekreterarna och min fritidsassistent. Jag
satt och försökte äta mellanmål i köket. Det gick
inget vidare, särskilt inte efter att jag hört bilen

stanna på avfarten framför huset. Lenas äldsta dotter kom och tog mig i famnen när jag började gråta av skräck och förtvivlan. Jag ville bara försvinna. Men jag tvingades kliva in i den röda bilen för att köras iväg till ett främmande ställe bland främmande människor.

Vi blev mottagna av en kvinna och en man. Inte mina blivande kontaktpersoner, nej, eftersom jag inte kom under gårdagen som det var planerat, men en annan kvinna och en annan man. De presenterade sig nog, men jag registrerade det inte. Mina kontaktpersoner skulle inte vara tillbaka på utredningshemmet förrän några dagar senare. Ett par ungdomar tittade på mig när jag kom in i huset. Vi gick in i ett stort allrum och de stängde dörren om oss. Där satte vi oss på en väldigt stor soffa med plats för nästan hur många som helst.

Jag har nästan inget minne av mötet, men jag gissar att de måste ha förklarat reglerna för mig. Utegångsförbud hela den första veckan, det minns jag. Det gjorde mig inget så länge jag fick gå i skolan. Det fick jag.

En kväll den veckan gick jag ut barfota i snön när de hindrade mig från att ringa Lena. Det var det största förbudet. Förbudet att prata med Lena. Hon skulle återgå till att bara vara min lärare.

Sedan så visade de mig mitt rum. Ett stort och vitt rum med en säng och en gul landstingsfilt på sängen, en vit byrå, en kontorsstol och en liten möbel där jag kunde lägga mina kläder och andra viktigheter. Några sådana hade jag inte. Knappt några kläder heller för den delen. Jag som vant mig vid att dela sovrum med mina syskon och ha mina kläder och väsentligheter i en kartong vid fotändan på sängen fick helt plötsligt ett större utrymme alldeles för mig själv. Jag fick en egen nyckel till mitt rum med uppmaningen om att låsa om mig när jag lämnade rummet så ingen kunde gå in och ta mina saker. Personalen hade såklart nycklar som öppnade alla dörrar och även fönstren som var låsta.

Här skulle jag alltså bo under två månaders tid. För att på neutral plats utredas. Vad som skulle utredas och framför allt vad som skulle hända efteråt visste jag inte.

Det hade kanske varit bättre om de kört mig till psyket, så som de tänkte när jag skrek där inne på socialkontoret. Jag vet inte. Men det är vad en del av mig tror.

Första dagen fick jag skjuts till och från skolan där jag äntligen fick träffa Lena igen. Jag minns det inte, men jag gissar att jag berättade för henne om det stora rummet som var bara mitt och om de andra ungdomarna som gick i skola på utredningshemmet. Jag var nog rätt så glad och lättad över att det inte var så hemskt som jag trott att det skulle vara. Kanske fick jag till och med en värmande kram av Lena.

Kanske den sista. Eller nej, den näst sista. Den sista var när hon kom till utredningshemmet och

de gick och stängde in sig med henne i ett rum på
övervåningen och hon var alldeles rödögd när hon
äntligen kom ut därifrån och in på mitt rum. Då
gav hon mig ett paket med lite tjejlyx, som hon sa.
Och så kramade hon mig.

I början så fick jag inte ta kontakt med någon
från familjen för det skulle Mamman göra först.
Men efter någon vecka eller två så fick jag ringa
mormor, det kändes fint, och sedan så visade det
sig att jag hade en pappa också, men det kändes
mest konstigt. Och syskonen var för små för att
jag skulle få träffa dem på egen hand.

Mormor skickade paket med små godsaker
och ett fint kort med troll på. Jag svarade med
långa brev där jag beskrev min situation och vad
som hänt och hur jag hade det där jag bodde.
Pappa kom så småningom och spelade pingis
och tittade på tv med mig. Men syskonen, mina
älskade småsyskon, fick jag bara träffa hemma
hos Mamman. Dit jag bara åkte en gång för att
hämta mina saker.

Dagarna gick, en efter en, veckorna likaså,
och jag hade fortfarande inte en aning om vad de
utredde eller vad som skulle hända sedan, efter
de två månaderna. Jag kom att uppskatta mina
kontaktpersoner. Främst kvinnan, Rita, men
också mannen. Och även en del andra bland per-
sonalen. Men inte de andra ungdomarna. Dem
höll jag mig undan ifrån. Jag satt mest inne på
mitt rum och gjorde läxor eller skrev brev och
dagbok. Och så duschade jag ofta och mycket.

Lena hade gett mig schampo och duschtvål som luktade gott, det gjorde mig trygg.

Speciellt som jag inte längre fick prata med henne, varken i skolan eller på telefon. Då, när det rev som värst inuti, då gick jag in i duschen och duschade så varmt det bara gick och tvättade mig med schampot och tvålen som jag fått av henne.

Ibland kom socialsekreterarna på besök. Och Mamman. Vi satte oss så långt ifrån varandra som bara var möjligt och så diskuterade de tillsammans med mina kontaktpersoner. Vad som hänt och vilka alternativ som fanns. En av de gångerna så sa Mamman att hon ville avsäga sig sitt föräldraskap och inte vara min mamma längre. Jag sa just ingenting. Men jag hoppades. Att jag skulle få bo kvar där på utredningshemmet.

Så småningom fattade de ändå ett beslut. Jag skulle få en kontaktfamilj att bo hos och successivt flytta hem till Mamman igen. Men jag skulle få tid på mig att vänja mig. Hela två veckor extra fick jag bo på utredningshemmet under tiden som jag så gott det gick lärde känna familjen som skulle ta emot mig.

Psykologen som utredde mig skrev i sin sammanfattning att jag var i behov av och skulle kunna tillgodogöra mig en långvarig terapi, men att jag inte borde ha fler djupa relationer i nuläget. Samt att jag kunde bli utåtagerande om jag tilläts knyta an till kontaktfamiljen. Ingenstans fick jag knyta an.

En dag tog kontaktfamiljen med mig till en stor möbelaffär. Där fick jag välja säng, madrass och byrå och sådant jag behövde för mitt nya rum. Ett gosedjur fick jag också. Sedan så flyttade jag in till dem.

Meningen var som sagt att jag skulle flytta hem till Mamman igen. Det visade sig väldigt snart att det inte gick alls. När det inte var Mamman som skickade ut mig så var det jag som rymde. Efter ett år så sa kontaktfamiljen att det inte gick längre. Och att de behövde ta semester från mig. Jag var ett föremål som man kunde göra sig av med hur som helst. Ett föremål för vård.

Socialsekreterarna fick rycka ut än en gång och placera mig i en jourfamilj. Jag stannade där några veckor, sedan så rymde jag till en klasskamrat. Där kunde jag stanna ett par veckor tills kontaktfamiljen kom hem från semestern och jag slussades tillbaka till dem i väntan på att ett beslut om min framtid skulle fattas.

Jag hade fyllt femton år och jag hade än en gång inte en aning om var jag skulle bo. Det pratades en del om att placera mig antingen på ett ungdomshem eller hos en präst. Jag hoppades innerligt att jag skulle få komma till ungdomshemmet. Inte för att jag har något emot präster, men för att jag önskade mig ett ställe med eget rum och personal där ingen kunde slänga ut mig eller ta semester ifrån mig som person.

Ibland fick Liten komma fram. Speciellt tillsammans med min nya låtsasmamma Åsa. Ibland, ofta, fick hon kura ihop sig intill Åsa och ligga med huvudet i Åsas knä och bli klappad. Ända tills cancern tog henne ifrån oss.

Under hela den här tiden så brevväxlade jag med en författare. Det började med att vi studerade en av hans böcker i skolan. Jag fastnade och läste alla andra böcker han skrivit. Och en dag vågade jag cykla över med ett brev till hans brevlåda. Från Liten. Ingen adress. Det blev något eller några brev till innan jag vågade mig på att uppge mitt namn och adressen till skolan om han skulle få för sig att svara. Han fick för sig att svara. Och på den vägen fick jag äntligen en trygg vuxen i mitt liv. En relation som ingen psykolog eller socialsekreterare eller mamma eller kontaktfamilj kunde ta ifrån mig.

Han lyssnade på det jag sa, han hörde även sådant som jag inte vågade säga. Och han fanns där. Närhelst jag behövde honom så skickade jag ett brev eller en samling brev och några dagar senare kom det alltid ett svar som visade att han hade läst, hört, förstått. Ibland dröjde det några dagar extra innan svaret kom. Då skrev jag muttrande till honom om veckans alla 10 080 minuter, varpå han svarade att det säkert bara skulle ta någon minut att skriva ett skruttsvar, men det var ju inte ett skruttsvar han ville skicka mig utan just något som visade att han läst och att han fanns där. Och sådana svar tog mer än bara några minuter att skriva. Det kom att bli en vändpunkt i mitt liv.

Han lyssnade på både mig och Liten. Och på alla andra delar som också ville få plats, bli hörda, bli sedda. Utan att bedöma, kritisera eller ifrågasätta.

Det skulle än en gång vara ett möte på socialkontoret angående mig och min framtid. Jag ville inte vara med, jag orkade inte vara med. Ångesten rev och slet i mig, men jag hade ändå ingen röst i kapitlet. Jag sa till fritidsassistenten att jag ville till ungdomshemmet. Om jag fick välja. Det fick jag förstås inte.

Jag vände mig till författaren. Skrev evighetslånga brev om beslutet som skulle fattas om min framtid och min önskan om att få komma till ungdomshemmet där ingen kunde göra sig av med mig hur som helst. Min ångest lättade något när jag fick skriva av mig och framför allt när jag kände att jag blev hörd. Att det fanns en person som lyssnade på mig, som förstod hur jag hade det, och som inte vände mig ryggen.

När jag kom hem till kontaktfamiljen den dagen så kom familjehemsmamman fram till mig och tog mitt ansikte i sina händer och sa att vi behåller dig om vi får. Det var snällt.

Jag låtsades vara glad såklart, kanske var jag till och med lite glad, men inuti var jag fortfarande lika trasig och undrade när de skulle göra sig av med mig härnäst.

Jag behövde trygghet och värme. Tryggheten infann sig på sätt och vis med att jag nu hade ett ställe att kalla "hemma" med ett eget rum och tillräckligt många mål mat om dagen. Men värmen, den där värmen människor emellan, den infann sig aldrig. Så jag började hänga inne i stan, gå på kaféer och, om nätterna, på barer. Och så träffade jag Ylva. Också hon hade varit min lärare. Nu gick vi på café tillsammans. Och på bio. Och senare även på barer. Jag älskade henne djupt och innerligt. Hon älskade mig också. Det sa hon i alla fall. Men det visade sig att mest av allt så älskade hon flaskan. Och jag gick sönder än en gång.

Men författaren fanns kvar. Han fanns och han lyssnade och han hörde min förtvivlan. Om min kärlek för Ylva som älskade flaskan mer än hon älskade mig, om hennes särbo som kallade mig för en liten Lolita, om min första gång på en röd madrass på golvet inne på ett kontor med en man jag inte alls ville vara med, om familje-hemsmamman som sa att vi alla har fantasier när jag försökte berätta om det hemska för henne. Ja, författaren fanns kvar. Där hemma i hans kök kunde jag kura ihop mig på soffbänken och dricka en kopp te, där kunde jag andas ut min längtan och förtvivlan utan att han tog avstånd. Den tryggheten och den värmen, det blev grunden jag så innerligt behövde för att växa upp till en tryggare människa.

Jag fick stanna i familjehemmet tills jag blev vuxen. Då skulle jag placeras på ett annat hem. Ett hem för ungdomar med drogproblematik trots att jag själv inte hade någon sådan, alla mina andra problem till trots. Men med den magiska artonårsgränsen bakom mig så tog jag mitt pick och pack i en resväska och flydde till Frankrike. Där bor jag än idag.

Det tog många år till innan mina delar slutade ta tid och plats ifrån mig. Men idag är jag trygg i mig själv, även om jag fortfarande inte kan påstå att jag är hel.

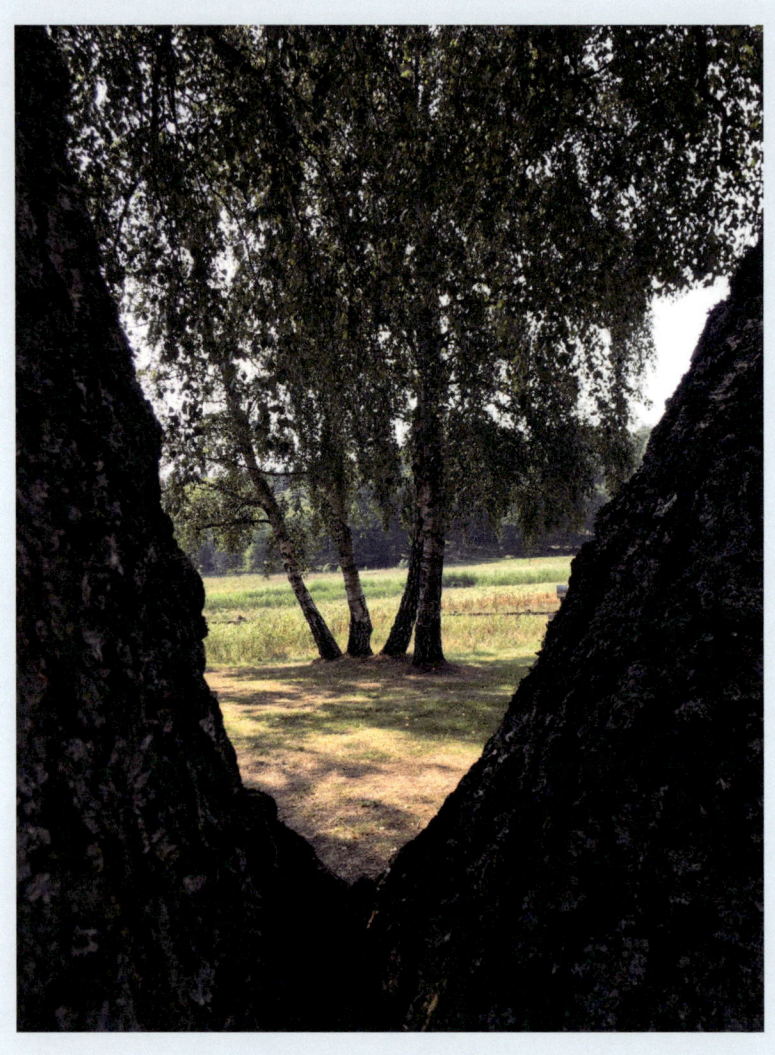

Splittrad
av Lena Posselwhite

Människan bortom psykiatrins kunskaper

Nikita

Vägen till att förstå att jag dissocierar har varit mycket lång, krokig och oerhört svår. Det har kostat mig många år av fel behandling, fel medicinering och inte minst fel bemötande och förståelse från vården. Att vården inte har förstått har bidragit till att jag själv haft mycket svårt att förstå, vilket har ökat mitt redan stora självförakt samt känslan av att inte på något vis passa in i något "normalt sjukfack" ens inom psykiatrin. Under perioder har det påverkat även anhörigas åsikter och förståelse, vilket har varit oerhört smärtsamt.

Att psykiatrin inte såg eller förstod att jag dissocierade har lett till otaliga situationer som varit hemska för mig. Vårdpersonal har bemött och agerat på sätt som ofta gjort betydligt mer skada än nytta. I många fall var nog inte tanken att skada mig, jag tror helt enkelt att man inte visste bättre. Jag förstår det även om insikten tyvärr inte riktigt hjälper mig idag och den gjorde det inte heller då.

Jag vet också många gånger jag har bemötts på sätt som absolut inte varit okej. Där vårdpersonal varit direkt elaka och agerat mycket kränkande. Där de öppet sett ner på mig, talat och agerat kränkande både till mig och om mig. Där jag öppet fick veta vilket hopplöst, svårt och obotligt fall jag var.

Hjälpande kontakter

Mitt i detta har jag också mött några i vården som varit viktiga och avgörande för att jag skulle orka försöka leva vidare även om inte heller de just då förstod att jag var traumatiserad och dissocierade. Bland annat fanns det personal på vissa avdelningar som visade engagemang och ville försöka hjälpa utan att se ner på mig. Men framförallt tänker jag på en terapeut som jag träffade under flera år. Hen var helt klart viktig för mig. Utan hen hade jag inte klarat av mina studier eller fått ett arbete inom det område jag tycker så mycket om. Jag hade inte klarat av att inleda eller fortsätta finnas i relationen med den person jag idag delar mitt liv med. Jag tror faktiskt inte att jag ens hade orkat försöka leva vidare.

Det var inte bara bra. Sättet som just den kontakten avslutades definitivt på kan fortfarande få mig att känna mig besviken, ledsen, arg och osäker. Trots det och omständigheter som fanns då är jag tacksam för denna persons närvaro i mitt liv och att hen fanns där under så lång tid.

Olika mycket dissociation i olika perioder av livet

Jag kan se att jag dissocierat olika mycket under olika perioder i livet. I perioder har jag till och med varit välfungerande utåt. Jag lyckades skaffa mig både familj, utbildning och arbete. Fast det har varit med en ständig svår känsla av att alltid få anstränga mig så mycket mer än mina studiekamrater, kollegor, vänner och familj, utan att själv riktigt förstå vad känslan innebar.

Även idag kan jag ha lite svårt att sätta fingret på vad jag menar, men ett exempel kan vara att minnet aldrig fungerat särskilt bra. Jag har dock alltid lyckats kompensera mitt dåliga minne, till exempel i arbetslivet genom att springa lite extra snabbt i korridorerna eller vara den som alltid sätter mig ner sist vid fikastunder. Det har blivit nödvändigt eftersom jag hela tiden var och är i behov av att dubbelkolla en del arbetsuppgifter så jag inte missar något viktigt.

Exempel kan vara att dokumentera något eftersom jag ofta blir avbruten av mer akuta saker som händer och som behöver tas omhand direkt. Ett annat exempel är att vid möten se till att skriva ner allt som sägs så jag kan hålla ihop mötet och minnas vad som sagts då jag vet att jag ibland kan försvinna bort även om det oftast inte händer under arbetstid. Men för att säkerhetsställa att jag inte missar eller glömmer något tar jag alltid kopior från den personal som utses som ansvarig för att dokumentera mötet.

Det kan också vara en enkel sak som att jag ska utföra en insats hos en patient och trots kunskap och erfarenhet glömmer saker som behövs till insatsen och måste vända om för att hämta detta. Mitt sätt att dubbelkolla och skriva påminnelser ses som att jag är noggrann vilket jag är, men det tar enormt mycket energi framförallt under de perioder då det är extra stökigt inom mig. Något som är ett måste för mig både till vardags och på arbetet, är mitt stora behov av att skriva lappar och påminnelser om diverse saker.

Jag lärde mig ganska snabbt att dölja mina problem så jag kunde framstå som så normal som möjligt, så att ingen i min omgivning skulle märka hur splittrad, glömsk och förvirrad jag var i perioder. Jag lyckades med detta och har nog faktiskt alltid upplevts som trygg, kunnig och omtyckt i min yrkesroll. Jag lyckades dölja mina problem och vara fungerande trots att jag aldrig riktigt själv förstod känslan av att inte fungera som andra. Jag tror att detta var en strategi jag blev tvungen att lära mig redan som barn och som med tiden gick nästan automatiskt.

I mina journaler

Just min förmåga att fungera bra kan jag i viss mån återkoppla till när jag läser och tittar tillbaka i de journaler jag orkat ta del av. Detta kan givetvis spela in och ha påverkat hur vården uppfattat mig och att de inte kunnat förstå. Att jag dissocierat sedan barnsben vet jag men jag kan också se att det har varit olika mycket och dissociationen har uttryckt sig på lite olika sätt och därmed kanske har varit svårt för vårdapparaten att se och upptäcka?

Jag vill dock verkligen tro att om psykiatrin hade haft större och bredare kunskap samt intresse för vad dissociation kan innebära och hur den kan visa sig så hade de sett och förstått både mig och andra betydligt tidigare.

Någon som började prata med mig om dissociation

Första gången någon inom psykiatrin började prata med mig om dissociation var för inte så många år sedan. Jag hade en fysioterapeut som jag träffade regelbundet under en längre tid. Efter en tids kontakt började hen förstå att jag dissocierade. Hen berättade för mig vad det kunde innebära och vad av detta hen såg hos mig. Det var en otrolig lättnad att det fanns ett uttryck för det jag upplevde. Jag minns tanken och känslan av att om det fanns ett ord för detta så kunde jag ju inte vara helt ensam om det.

Jag hade då mycket svårt för fysisk kontakt. Min fysioterapeut visade alltid respekt inför det och inför mig. Till exempel frågade hen alltid om det var okej varje gång innan hen rörde vid mig. Ibland ville jag inte, men när jag var beredd var det ändå lättare. Ibland kunde jag ändå inte hantera beröringen och försvann bort, jag dissocierade. Då gick det ibland inte att få kontakt med mig och oftast mindes jag då ingenting efteråt.

Vi arbetade mycket med basal kroppskännedom och jag var nog ganska förvirrad i början. Det var helt nytt för mig och jag förstod mig först inte alls på det. Jag hade dålig kontakt med min kropp. Det kunde vara som att en del av kroppen var helt bortkopplad från resten av mitt jag. Ofta under övningarna tappade jag bort kroppsdelar. Det var som att de inte alls tillhörde mig. Ibland kunde jag fastna, liksom frysa fast och jag kunde inte röra mig. Det hade hänt otaliga gånger tidigare i livet och jag hade mycket dåliga erfarenheter av hur bland annat vårdpersonal hade bemött mig. Jag hade aldrig själv förstått varför det hände, bara att det hände. Det hände att jag kräktes under behandlingen, blev yr och fick huvudvärk. Jag skämdes men blev fortfarande bemött på ett respektfullt sätt.

Att inte kunna prata
Det var för min fysioterapeut jag för första gången vågade och kunde nämna att jag blivit sexuellt utnyttjad som barn. Kanske hade jag nämnt andra saker om min barndom tidigare som indirekt berättade att jag varit utsatt för olika former av misshandel, jag vet inte. Det fanns egentligen mycket jag ville berätta men inte kunde. Ibland försökte jag, men ofta försvann talet. Jag kunde inte prata trots att jag både försökte och ville. Även om jag nu var vuxen.

Under en period som barn pratade jag inte alls. Övergreppen hade då pågått en tid strax efter att jag mist mina föräldrar.

Information om dissociation
Jag var drygt 30 år när dissociation för första gången nämndes och förklarades för mig. Först vågade jag inte söka någon information om det. Varför vet jag inte riktigt men det var något som skrämde mig samtidigt som lättnaden fanns. När jag väl försökte hitta information fann jag några få sidor som gjorde mig ganska förvirrad. Dissociation verkade vara så brett och kunde se ut och

upplevas på så många olika sätt. Jag förstod att alla människor till viss grad dissocierar och att det är normalt, men att det fanns en gräns där det övergick till icke sunt eller sjukt, hur man nu än vill se på det. Jag förstod också att det då ofta hängde samman med långvariga eller flera trauman.

Det verkade finnas en oenighet bland läkare och andra människovårdande yrkeskategorier om vad som egentligen var dissociation. Men jag läste och kände igen så mycket.

Anorexia och dissociation

Som ung tonåring hade jag utvecklat svår anorexia. Jag låg ofta inlagd på en barnmedicinsk avdelning på sjukhuset med dropp eller sondmatning. Där hände något jag inte kunde förstå förrän drygt 15 år senare.

Jag låg i sjukhussängen, sondnäringen hade just kopplats på via slangen som gick in via näsan. Jag satte på mig mina hörlurar till min freestyle för att lyssna på musik. Plötsligt var det tumult runt mig. Personalen sprang runt och verkade uppjagade på något vis. Jag förstod ingenting av vad som hände. Jag ville prata med min kontaktperson men hon hade tydligen gått hem flera timmar tidigare. Jag förstod inte. Hur var det möjligt? Hon hade ju just kopplat på sondnäringen?

Jag upplevde att jag hade svårt att prata. Jag hade svårt att röra mig och kroppen kändes liksom inte som min. Som om jag var några steg vid sidan om och såg allt hända utifrån. Ville säga och fråga saker men det gick inte. Man berättade mycket kort att en sjuktransport var på väg för att köra mig till BUP.

Jag hade legat helt orörlig och varit okontaktbar under flera timmar. De hade inte kunnat hitta några fysiska fel på mig. Jag förstod inte alls och trodde att jag drömde. Jag minns att jag såg på klockan som satt på en av korridorens kala vita väggar, den visade att klockan var runt sex på kvällen. Sondnäringen hade kopplats på vid tolvtiden. Ändå trodde jag att allt var påhittat, eller att det handlade om någon annan, inte mig. Detta var nog den första gången jag dissocierade så det syntes när vårdpersonal fanns runt mig, även om ingen då förstod att det var just det som hände.

BUP

På BUP utfördes behandling på ett annorlunda sätt, bland annat när det gällde sondmatning. Slangen i näsan drogs ut efter varje sondmatning och sattes därför in och togs ut tre gånger varje dag. Jag mådde väldigt dåligt varje gång. Märkliga saker hände med mig. Jag fick frågor om jag hörde röster, såg saker som ingen annan såg och så vidare. Jag hade oftast svårt för att prata och berätta. Jag förstod och mindes inte alltid själv.

Jag mådde så dåligt av sondmatningen att jag började vägra. Det ledde till att de tvångsmatade mig genom att hålla fast mig för att föra in slangen. Då slogs jag för mitt liv: jag fick panik. Jag kan känna den känslan än idag om någon håller i mig för hårt eller kramar mig lite för länge. Jag trodde att jag skulle dö på riktigt när de tog tag i mig och höll fast mig. Skrika kunde jag aldrig, jag fick aldrig fram ett ljud. Samtidigt som slangen trycktes in försvann jag bort. Som om jag likt en liten vingklippt fjäril flög iväg och lämnade kroppen. Flög upp och satte mig på ett mjukt fluffigt moln där inget kändes eller fanns. Jag såg men jag var inte där. Ändå var jag där. De fick ingen kontakt med mig för det var bara kroppen som fanns där och som lät sig sondmatas. Precis som den låtit saker hända under våldtäkter och andra övergrepp.

Diagnoser och självskadebeteende

Jag fick diverse diagnoser utöver anorexia nervosa. Schizofreni, schioaffektivt syndrom, bipolär sjukdom, djup depression med mera. Man uppfattade mig framförallt ofta som psykotisk. Jag fick en hel del mediciner, bland annat neuroleptika som gav svåra biverkningar.

Jag fick också tidigt diagnosen borderline. Den diagnosen följde med mig länge. De andra skiftade, de kom och de gick och läkarna verkade inte bli kloka på vad som hände med mig då ingen diagnos stämde helt. Läkarna verkade heller aldrig vara överens. Den ena tyckte si och den andra tyckte så. Jag passade helt enkelt inte in i något av de fack som fanns.

Jag var inlåst och det triggade igång saker i mig. Jag gick ofta bara omkring men befann mig liksom utanför mig själv. Eller så låg jag orörlig i sängen, helt oförmögen att kunna röra mig. Just det upplevdes mycket provocerande hos personalen. De kunde säga att jag skulle sluta tramsa och liknande saker. Ibland hörde jag inte vad de sa, jag såg dem, såg att de pratade, men kunde inte höra dem. Ibland hörde jag men jag kunde inte röra mig, vilket var mycket obehagligt.

Det var svårt när någon i personalen blev arg. Ofta förstärkte just det dissociationen. Jag kunde inte få bort dissociationen även om jag ville. Obehaget försökte jag dock ändå få bort genom att bland annat skära mig. Det fungerade inte riktigt för mig så som jag upplevde att andra tycktes uppleva det. Det gjorde att jag och mitt beteende inte heller helt stämde överens med den bild av självskadande unga tjejer som fanns. Istället skadade jag mig genom att slå hårt på mig själv. När benen inte fungerade eller inte kändes som mina så nöp jag, slog eller rev mig själv för att försöka känna något annat än den obeskrivligt obehagliga ångesten som fanns i mig. Blåmärken och rivskador blev så vanligt för mig och ingick i min vardag på ett sätt ingen kunde förstå. Läkte ett sår jag hade rivit upp så rev jag gärna ännu mer just där.

De rätta frågorna – i fel sammanhang
Det fanns ett par i personalen redan då som jag tror såg lite mer än andra. Under ett famil-

jesamtal frågade en av dem om jag blivit utsatt för något sexuellt övergrepp. Min familj satt med under samtalet. De som utsatt mig för sexuella övergrepp; incest och misshandel under flera år. Jag hade även blivit utsatt för våldtäkt av två killar som var något äldre än jag under en fest när vi druckit mycket alkohol. **Jag svarade nej.**

Det dröjde drygt 15 år innan någon vågade närma sig ämnet igen. Jag vågade inte göra det själv heller och under en lång tid var min inställning att det inte hade hänt något alls. Kanske togs det upp i terapin jag gick i under lång tid, jag minns inte riktigt. Oavsett hade jag redan där bestämt mig för att inget hade hänt mig.

Än idag önskar jag att man frågat mig utan att min familj var närvarande. Kanske hade jag inte vågat eller kunnat säga något då heller, men chansen hade varit betydligt större än när de satt med. De som under min uppväxt utnyttjat mig sexuellt, lånat ut min kropp till andra män, slagit mig och låtsats att jag inte fanns genom att i perioder inte ens titta på mig eller prata med mig. De som kunde säga hur fet jag var och satt lås för både kyl och frys. De som var min så kallade trygghet och som jag älskade, behövde skydda och samtidigt var livrädd för. De som där och då satt med och verkade vara som vilka brydda och välmenande vuxna som helst. Vuxna som var oroliga för min hälsa, men som också var de jag fruktade mest.

Jag har senare läst delar ur min journal med bland annat anteckningar gjorda efter just detta familjesamtal. Läkaren snuddar vid något som var så viktigt, men det känns som om de valde att låta det vara, eller så försvann det bland allt annat som skrevs i min journal.

När jag läste i journalen fick jag bekräftat att jag nog var lite olika delar av mig själv redan då. Just den läkaren beskriver mig som en tonårsflicka som uppför mig trotsigt och vägrar lyssna på någon. *"Gör raka motsatsen vad man ber henne om. Använder mycket hårda och fula ord både mot personal och medpatienter. Plötsligt är det som om N är en helt annan flicka. Hon ter sig liten och rädd. Går runt med sin nalle, pratar inte med någon. Har hänt att hon suttit uppkrupen i ett hörn under bordet i matsalen under timmar. Ter sig psykotiskt. Senare när jag träffar patienten samma dag både pratar, agerar och resonerar N mycket förnuftigt."* (Utdrag ur journal från BUP.)

Inlagd

Jag var inlagd mycket och flyttades till vuxenpsykiatrin redan som 17-åring. Jag skadade mig själv på olika sätt, men inte som flera av de andra som var inlagda eftersom jag inte skar mig. Det hjälpte inte mig. Istället rymde jag så fort jag såg chansen och det hände att jag lät män ha sex med mig. Jag hatade och äcklades av mig själv. Jag slängde mig framför bilar, rev mig själv och tog ofta överdoser av tabletter.

Jag uppfattades som ett hopplöst fall. Det uttrycktes av en trött och enligt mig ointresserad personal och jag tog det bokstavligt. Jag var oftast intagen under tvångsvård, LPT. Då hade läkare och personal all makt över mig vilket jag snabbt fick lära mig. Men jag förstod fortfarande inte vad som hände när jag dissocierade.

De gånger jag fastnade och inte kunde röra mig, eller när jag rent mentalt försvann, fortsatte de flesta att se det som jag tramsade eller spelade teater. Det i sin tur kunde leda till att de tog tag i mig på sätt som gjorde att dissociationen blev ännu starkare. Bland annat blev det en gång så intensivt att jag till slut inte alls kunde gå eller ens stå på mina ben. Det var som om de inte fanns. Jag såg dem men de var inte mina, jag kände dem inte. Inget fysiskt fel hittades.

På just den avdelningen var det många i personalen som inte tyckte särskilt bra om mig. Jag tyckte inte särskilt bra om mig själv heller och det blev inte bättre. Jag förflyttades till en annan avdelning som var låst. Jag kunde fortfarande inte styra varken mina ben eller min kropp och låg i sängen de flesta av dygnets 24 timmar. De gånger jag kom upp var när personalen hjälpte mig upp i rullstol så jag till exempel kunde komma ut i rökrummet för att röka. Jag valde dock ofta att avstå från att komma upp beroende på vilken personal som arbetade.

Det fasansfulla blev än mer fasansfullt

På den avdelningen hände saker som gjorde det som redan var fasansfullt än mer fasansfullt. Sent på kvällarna precis efter kvällskontrollen från personalen kom en äldre medpatient in på

mitt rum. Han sa inget utan bara smög fram och
la sig bakom mig i sängen, höll för min mun, höll
hårt om mina armar medan han trängde in i mig
och fick utlopp för sitt eget sexuella behov.

Jag låg i sängen, stelnade om möjligt till
ännu mer och lät liksom det hända. Han fick
använda min kropp. Jag ville aldrig att han skulle
göra det men lyckades inte uttrycka något nej
varken verbalt eller fysiskt. Det hände många
gånger och jag förvånas än idag över att ingen
såg något.

Jag låg precis som när jag var liten och vän-
tade på F, visste vad som skulle hända. Ofta när
jag var barn längtade jag tills att F skulle komma
in så det skulle vara över så fort som möjligt. Det
var fullständigt vidrigt att ligga och vänta. Nu
var det likadant. När jag hörde det välbekanta
hasandet utanför dörren försvann jag bort. Pre-
cis som då lämnade jag kroppen, flög iväg likt
den vingklippta fjärilen och satte mig vid sidan
om och såg det hända. Inget fanns eller kändes.
Jag fanns inte.

Detta hände inne på en sluten psykiatrisk
avdelning. Jag tycker fortfarande att det är ofatt-
bart att det kunde ske.

Efter en tid klarade jag av att både stå och
att gå mer och mer. Men trots det så var jag inte
riktigt närvarande. Allt var liksom overkligt. Jag
upplevde även mig själv som overklig. Som om
allt som hänt och hände mig gällde någon annan.
Jag behövde och ville berätta om vad som hände
dessa sena kvällar men visste inte hur, även om
jag förstod att jag måste. Jag orkade inte längre.

Jag försökte berätta för den i personalen som jag uppfattade som lättast att prata med. Jag bemöttes med avsky. Att jag ens kunde hitta på något sådant och anklaga någon för en så avskyvärd sak var sjukt och fel av mig! *"Nu får du väl för fan ändå lägga av!"*

Känslan jag hade då är omöjlig att beskriva så att någon kan ana vad jag kände och upplevde. Jag var så vansinnigt arg på mig själv för att jag ens för ett ögonblick trodde att någon skulle tro på mig! Jag bestämde mig för att jag aldrig mer skulle yppa något för någon. Inte ens för mig själv. Jag skämdes mycket och kände att jag fick skylla mig själv eftersom jag inte gjorde något motstånd.

Nu, många år efteråt, tänker jag att även om den personalen dessvärre inte trodde på mig så skulle man ändå ha satt in åtgärder där särskild uppsikt fanns. Jag tror faktiskt inte att hen ens tog upp det med sina kollegor. Eller så gjorde hen det men jag var inte så trovärdig. Detta vet jag egentligen inget om, jag kan bara tänka och tro utifrån det jag minns från den tiden. Det borde utan tvekan vara personalens skyldighet att förhindra det som pågick oavsett man trodde mig eller inte. Övergreppen fortsatte.

Det är svårt att berätta

Att skriva om detta är svårt. Jag visste att det skulle vara svårt men det är svårare än jag kunde ana. Jag tvingar mig själv tillbaka till något jag bestämt mig för att aldrig ens ta upp med mig själv igen. Nu skriver jag och berättar med insikten om att jag inte kommer att kunna kontrollera vem som läser. Jag väljer att fortsätta ändå. Detta skrivs dock inte under ett par timmar. Jag behöver hela tiden fokusera på att hålla mig närvarande och får avbryta när jag svävar iväg från mig själv (dissocierar) eller faller tillbaka för mycket så jag upplever det som nu och inte då.

Jag har lättare för att känna igen dissociation idag och kan hantera det bättre än för bara några år sedan. Ändå behöver jag hela tiden vara uppmärksam så att jag inte gör mig själv alltför illa trots att jag så gärna vill berätta. Jag vill dela med mig av hur det varit för mig, även om det bara är en liten del av så mycket som hände.

Rättspsykiatrin

Sedan följde en tid på en rättspsykiatrisk klinik. En tid som satt djupa ärr i mig. Att människor flyttas till rättspsykiatrin talas det inte mycket om, men jag är glad att det kommit ut i medier och att det som händer där inne inte är fullt lika overkligt längre. Jag själv vågade aldrig berätta om mina upplevelser eftersom jag hade känslan av att ingen ändå skulle tro på mig. Då kändes det dessutom som om ingen ens ville veta.

Jag visste inte ens att det fanns något sådant som rättspsykiatri. Jag var ung och borde varit en gymnasieelev som träffade kompisar och var nyfiken på livet. Det enda jag då själv önskade var att avsluta det som kallades för livet.

Jag fick inget veta om vad det var för ställe jag skulle till, bara att de var specialister på sådana som jag. Jag blev ändå lite hoppfull. Jag skulle komma bort från det jag var i och kanske kunde de förstå mer där?

Några dagar senare befann jag mig på ett ställe som jag endast kan jämföra med ett fängelse. Jag var inspärrad tillsammans med patienter som dömts till vård. Några för mordbrand, någon för att ha mördat sina barn, någon för försök till mord, någon för våldtäkt.

Inte heller där förstod de sig på mig. När jag inte kunde röra mig blev det bestraffning. Indragning av cigaretter till exempel. De lät mig förstå att "här jävlas man inte utan konsekvenser". Det hjälpte mig inte alls. Jag kunde fortfarande inte styra min kropp. Jag försvann allt oftare, dissocierade, och konsekvenserna blev till exempel isolering för att jag inte klarade av att göra som de sa, vilket tyvärr bara förstärkte dissociationen.

Tiden där är fortfarande lite luddig och overklig, samtidigt finns den kvar i mig. Det är länge sedan nu, men mardrömmar dyker fortfarande upp. I drömmarna är det inte länge sedan. Då är det just nu och jag befinner mig där igen med allt vad det innebär.

Mycket inom rättspsykiatrin påminde mig om saker jag varit med om och triggade mig. Exempel på det som kunde vara triggande var straff av diverse slag och fasthållningar för att jag inte gjorde rätt, samt att veta att isoleringen alltid var mycket nära.

Ensamhet och isolering

Jag fick inte ha besök av de få som var viktiga för mig om det inte bestämdes långt innan. Strulade jag så drogs möjligheten till besök in. Att strula kunde innebära att jag tillfälligt miste förmågan att höra eller tala och det uppfattades som att jag vägrade lyssna när personal tilltalade mig, eller så kunde det vara att jag inte reste mig upp tillräckligt fort vid till exempel visitering. Det var inte för att jävlas med dem. Det var inte för att jävlas med någon. Jag tvingades att försöka göra och vara rätt, men det fungerade inte eftersom jag inte kunde kontrollera eller förstå vare sig min kropp eller mitt medvetande.

Ibland vaknade jag upp i isoleringsrummet utan att förstå eller minnas vad som hänt. Utifrån vad jag hörde av medpatienter verkade det ofta vara bagateller som gjort att jag fördes till isoleringen. Jag kanske inte klarade av att resa mig från soffan eller gå upp ur sängen, eller äta upp min mat när de sa åt mig att göra det. Anorexin hade fortfarande grepp om mig även om jag just då inte befann mig i något livshotande svälttillstånd. Ofta serverades jag mjölk som jag aldrig klarat av att dricka som en följd av övergreppen jag utsatts för. Det uppfattades som om jag bråkade och vägrade inse mitt eget bästa. Ändå hade jag berättat flera gånger att jag inte kunde dricka just mjölk, men att vatten eller till och med juice eller saft gick bra. Jag kan än idag inte dricka mjölk.

Det känns overkligt. Att det faktiskt var så här det var. Ändå vet jag att många unga tjejer och kvinnor gick igenom samma sak, och att ännu fler gjort det efter mig.

Ny diagnos: PTSD med dissociation

För bara några år sedan ändrades min diagnos. Borderlinediagnosen togs bort och man menade att jag mest troligt aldrig haft borderline. Man ansåg att jag hade svår PTSD med dissociation.

Vid denna tidpunkt sköljde minnen över mig. Samtidigt dissocierade jag mycket. Men jag fick mycket stöd. Jag blev trodd. Man berättade hur mina traumaupplevelser påverkat mig och jag förstod att dissociationen uppkom för att skydda mig själv från att förintas. Jag dissocierade för att överleva. Det gav mig mycket att få veta detta även om det ju inte tog bort det svåra i det jag upplevde.

Jag fick lära mig att till viss del ta mig ur dissociation med hjälp av olika strategier. Basal kroppskännedom blev en viktig nyckel för mig. I kroppen finns många minnen som jag förträngt och dissocierat. De vällde över mig och jag trodde jag skulle bli tokig på riktigt. Det var fasansfullt, riktigt hemskt. Samtidigt tränade jag både ensam och tillsammans med min fysioterapeut. Jag började allt mer kunna känna när jag var på väg att dissociera och därmed kunde jag i många fall, dock inte alltid, avbryta dissociationen.

Samtidigt deltog jag i en annan typ av icke-verbal terapi; bildterapi. Det var en mer kraftfull terapi än jag trodde. Dessa två terapiformer tillsammans kom att bli viktiga för mig. Det var för bildterapeuten, utöver fysioterapeuten som jag vågade och kunde berätta att jag utsattes för sexuella övergrepp som barn. Även hen visade mig alltid respekt, hen fanns alltid där även då sessionerna blev knepiga för att jag dissocierade. Hen försökte hjälpa på ett humant sätt. Hen ville förstå. Hen lyssnade även när jag inte kunde prata och hen såg mig som en människa inte bara som en galen psykpatient. Det tog lång tid för mig att överhuvudtaget låta någon av dem komma närmare inpå mig då min tillit till vård, andra människor och myndigheter var obefintlig. Trots att jag upplevde tillit så kom ändå perioder då jag åter tvivlade och blev rädd. Detta störde enligt mig själv terapin och jag känner stor sorg över att jag, tyvärr, fortfarande upplever det så när det gäller tillit till andra människor.

Jag är inte hopplös eller värdelös

Dessa två terapeuter har verkligen gjort stor skillnad för mig. Deras sätt att alltid visa mig respekt som om jag på riktigt är en betydelsefull människa var viktigt. Det fanns kvar oavsett om det ibland kunde bli konstigt och fel under terapin. De tvingade mig inte till saker utan gav mig hela tiden möjligheten att vara delaktig. Det var i och för sig inte heller alltid lätt och jag tog ibland felaktiga beslut i diverse situationer, men oavsett möttes jag av både förståelse, respekt och inte minst medmänsklighet. Detta har hjälpt mig att förstå att det är jag själv som har det yttersta ansvaret över att styra mitt liv och att jag faktiskt kan det på flera sätt, även om jag fortfarande kämpar med PTSD och dissociation. Kanske får jag alltid göra det, kämpa. Jag tror det.

Men hopplös är jag inte. Jag är inte heller värdelös. Detta är dock något jag fortfarande behöver påminna mig själv om. Något som borde vara självklart men som inte är det. Jag behöver också ständigt påminna mig själv om att jag behöver och får lov att ta väl hand om mig själv för att må bra. Det är också förutsättningen för att jag på ett värdefullt sätt ska orka finnas för andra som till exempel barn, kärlekspartner, vänner och patienter. Det tog dock lång tid för mig att på riktigt förstå innebörden av det.

Rädslan i vården

Jag har fortfarande kontakt med psykiatrin. Trots att jag vet i mitt huvud, med mitt förnuft, att alla läkare till exempel inte behöver vara varken onda eller elaka så är jag rädd för dem. Jag går inte gärna till någon doktor eller någon annan undersökning inom vården oavsett om det gäller min psykiska eller fysiska hälsa. Det är inte sunt eller bra för mig då jag vet att man behöver vården inom olika områden. Trots att jag vet detta så tar annat över och jag hittar alla möjliga ursäkter för att slippa. Rädslan över hur jag kommer reagera vid ett möte med till exempel en läkare när jag är i rollen som patient, gör att jag helst håller mig så långt borta som möjligt. Rädslan över att just rädslan som jag inte lyckats komma över ska göra att jag till exempel dissocierar gör mig livrädd. För jag vet inte vad som kan hända då.

En del av min rädsla tror jag påverkas av om jag till exempel träffat läkaren tidigare och vet hur denna ser på mig. I vissa fall vet jag att jag direkt kan känna att läkaren har en misstro mot mig eller att läkaren har mött mig tidigare i livet och då kanske agerat på ett sätt som gjort mig illa. Om de vet vad jag behöver om jag dissocierar är viktigt, eftersom jag i stunden oftast inte kan uttrycka det. Det kan bli så otroligt fel om hen inte vet eller förstår. Tyvärr vet jag också numera att även om jag mött läkare som visat engagemang och vilja att hjälpa så har jag ändå varit rädd. Läkare har en makt som står så långt över min egen när det gäller mig och min hälsa. Den känslan och rädslan finns även om jag behöver träffa läkare inom ett helt annat område. Likaså när det gäller andra yrkeskategorier inom vården. Jag vet också att miljön jag vistas i påverkar mig mycket. Fast det är ju omöjligt för vården att anpassa allt utifrån just mig. Det förstår jag mycket väl, men miljön kan tyvärr ställa till det mycket för mig på flera plan. Jag skäms lite över att jag fortfarande fungerar såhär. Jag vill verkligen inte skämmas men gör det ändå.

Jag försöker jobba med detta då jag vill försöka vara snäll mot mig själv, även om det inte alltid är lätt. Jag jobbar inte för att smälta in som psykpatient längre. Det har jag vågat lämna. Det jag kämpar med är mig själv, att jag ska kunna känna ett inre lugn även i triggande möten och miljöer. Att vara en patient som passar inom ramarna är långt från mitt mål då jag redan för flera år sedan insåg att jag ändå aldrig kommer passa in i något fack eller bli accepterad eller respekterad av all personal. Jag får finnas även när jag inte smälter in. Det låter enklare när jag skriver det än vad det i verkligheten är.

Så mycket mer att berätta

Det finns så mycket mer att skriva om mina erfarenheter av framförallt psykiatrin, men det är omöjligt för mig att få med allt här. Jag beskriver en liten del av det som varit från tidiga tonår till yngre vuxen. Däremellan tills jag fick förståelse för att jag dissocierar finns ju också en lång resa. Även från det att jag fick insikt och förståelse för att jag dissocierar fram till idag. Att skriva detta tar mycket kraft. Mycket bubblar upp, gammalt som känns i hela mig.

Mitt yrkesjag

Jag har skrivit om min dåliga tillit, bland annat till läkare och annan vårdpersonal. Det känns lite konstigt ibland då jag själv arbetar som just vårdpersonal. Är jag också någon som många kanske inte känner förtroende för?

Jag arbetar som sjuksköterska och tycker mycket om mitt arbete och mitt yrkesjag är faktiskt bra. Jag är uppskattad av både arbetskamrater och patienter. Jag trivs med mitt arbete och jag vill tro att mina upplevelser och erfarenheter spelar in både medvetet och kanske ibland även omedvetet. Jag har alltid försökt fokusera på just människan. Försökt att se både bakom sjukdom och funktionshinder. Att se människan och kunna bemöta patienten utifrån den hen är, inte utifrån att hen är sin sjukdom eller sitt funktionshinder. Att försöka se och förstå helheten av en människa öppnar upp för större möjligheter både vad gäller bemötande och att finna vägar i behandling och rehabilitering. Vägar som för patienten upplevs som mer humana och värdiga och därmed också ger ett större välbefinnande oberoende av sjukdom, funktionshinder eller typ av behandling. Att alltid bemöta patienter med respekt borde vara en grundläggande självklarhet. Såklart skiftar behovet av hur stor helhet man behöver kring en patient beroende på inom vilket område av sjukvården det gäller. Men oavsett område är alla patienter människor med sina egna unika livshistorier. Jag arbetar inte inom psykiatrin.

Omhändertagen som barn
Tyvärr vet jag att jag är långt från ensam om att ha blivit dömd och bemött som ett jobbigt, hopplöst "objekt". För det är så jag oftast känt. Det är så jag själv upplevt mig och det bekräftades bara om och om igen av vården. Vården som egentligen skulle vara min ventil, min hjälp. Min hjälp till ett bättre liv.

Jag har också lite erfarenhet av bland annat socialtjänsten. Detta främst som barn. Jag fosterhemsplacerades hos släktingar efter att ha förlorat mina föräldrar som 3-åring. De kom hem till oss för att se till så att jag och brodern hade det bra. Flera gånger berättade de för mig hur lyckligt lottade vi var som hade så fina släktingar som orkade ta så väl hand om oss. De såg fasaden, det som släktingarna ville att andra skulle se. Men mycket lite av det var sanning. Jag pratade inte. Socialtjänsten pratade oftast inte med mig, utan endast vid några enstaka tillfällen till mig.

Jag blev utsatt för sexuella övergrepp. Våldtäkter där min barnkropp lånades ut även till andra vuxna män som fick använda min lilla kropp för att få utlopp för egna fullständigt sjuka sexuella begär. Bråk och våld var vardag. Men ingen såg.

Jag blev gravid som 11-åring. Jag visste inte att jag fått mens då jag ofta hade blödningar. Under missfallet blev jag slagen och hotad av F eftersom jag grät och kräktes av både smärta och rädsla, vilket var fullständigt förbjudet hemma.

Men jag var ju lyckligt lottad. Det sa ju de vuxna och då var det ju så det var. Jag trodde verkligen på det, att vuxna visste bäst.

Jag önskar att många läser och tar in. Kanske läser just du som känner igen något och då förhoppningsvis slipper känna att du är helt ensam? Kanske du som känner att det vore värdefullt att skaffa dig mer kunskap inom ämnet dissociation läser? Arbetar du inom vården vågar kanske just du vidga dina vyer och kanske till och med våga påverka dina kollegor att också vilja ta in och få mer insikt och kunskap om dissociation? Vi finns lite överallt. Vi behöver att du vet att vi finns och att du vågar se och förstå.

Förstå, förstådd – stå upp för och stå ut med

ek

Psykologen som ställde min PTSD-diagnos pratade en hel del om dissociation under processen, men sa sen inget specifikt om det när hon presenterade mig för min nya diagnos. Inte vad jag minns i alla fall. Vi hade pratat om att min ätstörning delvis var ett sätt att dissociera, att jag ofrivilligt stängde av i terapisituationer, och att jag antagligen är så van att dissociera i vardagen att jag inte märker det. Flera andra personer har också pratat om dissociation med mig när jag försökt förklara hur jag fungerar. Jag har nog till slut **förstått** och börjat förhålla mig till att jag dissocierar. Sen har resan mot att bli **förstådd** fortsatt.

Jag har nog aldrig mött någon som kunnat hjälpa mig vidare och fördjupa samtalet kring **min** dissociation. De verkar ha försökt fokusera på att jag behöver sluta dissociera och behöver verktyg för att klara det. Det har känts väldigt otydligt vem som ska hjälpa mig och hur. Ibland har jag behövt stå upp för mig själv och påminna dem om att det här är ett av mina problem som gör det svårt att bearbeta trauman och bli fri från min ätstörning. En del personer har verkligen förminskat mina tankar kring dissociation och fått mig att känna mig som att jag bara krånglar till det och skulle behöva skärpa mig. Efter 15 år med flera olika hjälpare inom och utanför vården har jag nu äntligen lyckats träna in några olika verktyg som gör att jag kan stå ut. Ibland funkar det att använda dem istället för att vara destruktiv och/eller dissociera. Jag tänkte beskriva fem av dem.

1. Trygg plats – med och utan app

Det är en och samma utvalda plats som jag tränar på att mentalt vara på, för att ha någonstans att ta vägen, när jag annars hamnar i mina vanliga destruktiva flyktbeteenden. Det är jättesvårt att använda i praktiken men jag tror att det kan fungera, så jag fortsätter träna. Jag har ritat en påhittad plats och berättat om den för flera av mina behandlare och min sambo så de kan hjälpa mig "dit".

Jag blev introducerad till "trygg plats" för många år sedan när min första terapeut försökte påbörja EMDR (en typ av traumabearbetning). Då kom vi inte längre än till just "trygg plats" för jag hittade ingen sådan då. Nu har jag en plats och min fysioterapeut tipsade mig om en app där en guidas i processen att hitta och vara på sin trygga plats. Nu har jag i alla fall kunnat börja använda den när jag till exempel får självmordsimpulser på jobbiga bussresor och ibland när jag känner oro inför att försöka somna. Det påminner lite om dissociation men kan förhoppningsvis också bli en medveten väg bort från djupt rotade, mer destruktiva sätt att stänga av.

2. Rutiner

Jag behöver med jämna eller ojämna mellanrum skapa eller återupprätta rutiner för fysisk aktivitet och några fasta saker jag försöker göra varje dag. Även de enklaste, finaste aktiviteterna som virkning, promenader, plocka disk eller yoga riskerar annars att kidnappas av förvirrade och dissocierade delar av mig. Då kan de fina sysslorna bli en del av ett destruktivt kaos som också kan innehålla svält, hetsträning, att skära mig, kräkas eller utsätta mig för fara.

För att rutinerna ska hamna på en lagom nivå behöver jag människor jag litar på och som kan hjälpa mig att fundera kring varför jag vill återuppta gamla rutiner eller lägga till något nytt. Förr behövde jag inte ha rutiner på samma sätt. Jag bara bestämde något, ändrade om det behövdes och hittade alltid en lösning på alla situationer, men det var inte hållbart eftersom jag kraschade.

3. Använda taggbollar

I perioder kan jag ha med mig en taggboll eller två nästan vart jag än går. De kan också kallas massagebollar och fungerar både för att massera, hitta tillbaka till här och nu, trycka hårt när något gör ont inuti och leka med när man mår bra. Det finns en massa övningar som en fysioterapeut kan ge mig, men än så länge är det ingen specifik övning som fungerar extra bra för mig utan olika saker vid olika tillfällen.

4. Fokusera på de utvalda frågorna

Jag har några utvalda frågor som jag försöker svara på och sen gör jag en plan för vad som är nästa steg. Frågorna är: *Vad behöver jag? Vad vill jag? Vad orkar jag?*

Ibland funkar det bra. Andra gånger har jag svar på allt men svårt att få ihop en plan. Det händer också att jag inte har så mycket till svar men ändå fattar vad planen borde vara. Jag visar tre korta exempel.

Behöver	Vill	Orkar	Plan
Äta lunch	Springa	Inget	Vila och äta något
Vila	Göra tusen saker, göra nytta	Lyssna på ljudbok	?
?	Ha hjälp	?	Se en serie och rita lite

Det kan användas på hela dagar, flera gånger om dagen eller för att överleva nästa kvart.

5. En sak i taget

Ibland går "en sak i taget" som ett mantra i mitt huvud och fungerar ganska bra. Andra gånger känns det som ett hån för att allt är kaos och inget fungerar. Jag har verkligen fått omdefiniera "en sak i taget". Innan jag kraschade betydde det oftast att jag kunde ha tusen saker i huvudet som skulle göras efter varandra, eller ibland faktiskt samtidigt, men att jag skulle försöka fokusera på en bit i taget.

Före kraschen
* hämta utskriften
* lämna tillbaka låneboken
* planera morgondagens lektion
* handla
* skriva jobbmailet
* köra hem
* träna
* duscha
* möte kl 18

men **nu** ska jag hämta utskriften och samtidigt planera morgondagens lektion.

Efter kraschen
Kaos, kaos, kaos….
Just det, en sak i taget.
Nu måste jag kissa.

De här olika verktygen har jag kommit fram till med hjälp av både vårdpersonal och nära och kära. Det en person sagt vid ett tillfälle kanske jag orkat prova ett år senare och vissa saker vet jag knappt var jag fått ifrån men de fungerar just nu. Det är många som varit med i processen. Min fysioterapeut har hjälpt mig massor. Psykologen och en behandlingsassistent har också bidragit. Mycket har landat tack vare min sambo, mina nära vänner och en fantastisk ex-terapeut, men jag har fortfarande inte helt klart för mig hur jag ska kunna ha ett hållbart liv och hitta vägar i min dissociativa skog. Jag hoppas möta fler kloka hjälpande människor som kan mycket om dissociation. Jag står i kö till DBT-behandling nu och om jag lyckas ta till mig den kanske jag kan komma vidare lite till.

Nästa uppslag:
Vår gemensamma arena – toleransfönstret –
för läkning, anknytning och integrering
av Lotta

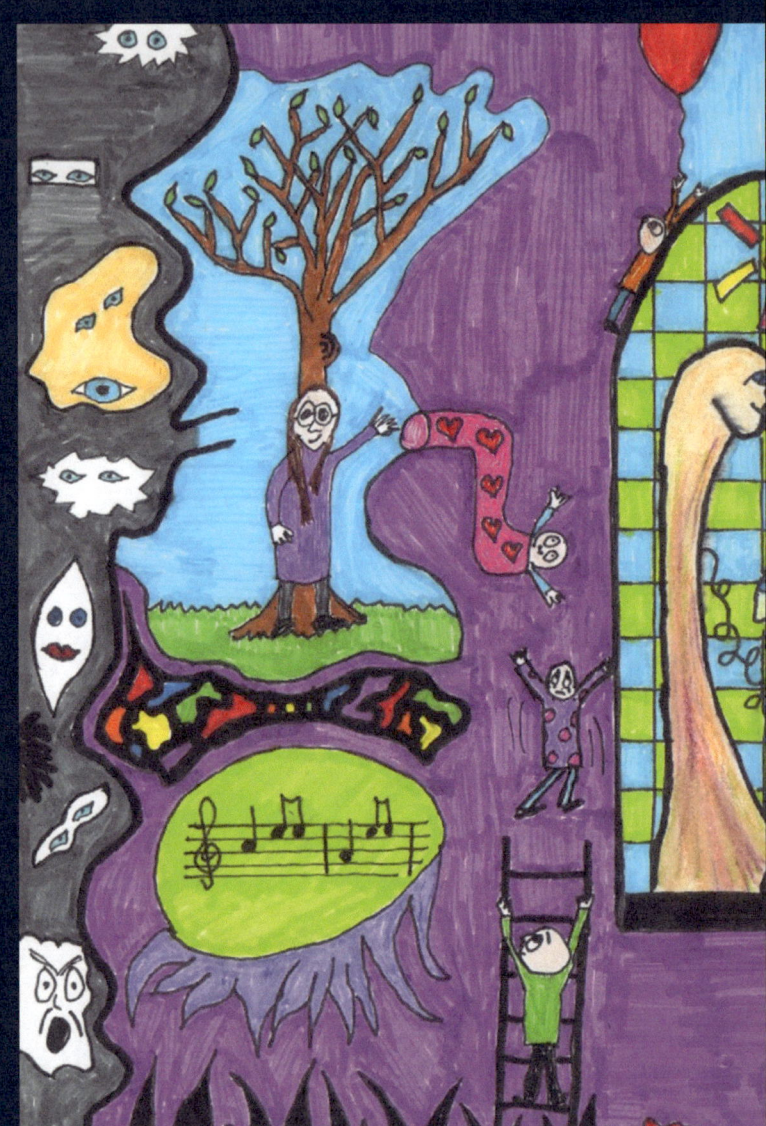

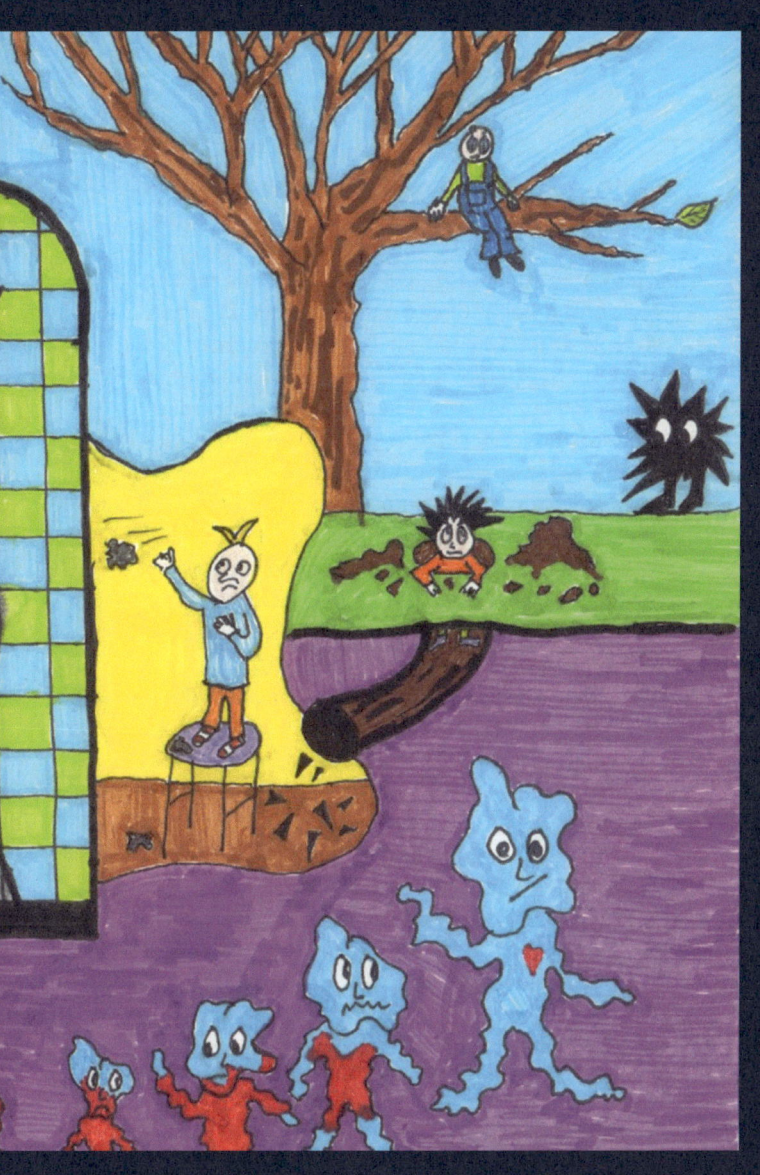

Det finns inget "före" så hur ska det kunna finnas något "efter"?

Knyttet

Vården och Försäkringskassan verkar utgå från att man har ett friskt jag där under. Att man bara har fått en sjukdom och att man kommer att komma tillbaka till ett välfungerande jag om sjukdomen behandlas. Snabbt ska det gå också. För mig är det inte så. Jag har inte varit med om tillnärmelsevis lika hemska saker som många andra och jag har inte utvecklat dissociativ identitetsstörning. Men jag har ändå mycket dissociation och vad man skulle kunna kalla för en "identitetsstörning", diagnostiserat som borderline personlighetssyndrom. Jag vet inte hur mitt liv och mitt jag skulle se ut utan den här "sjukdomen". Och jag vet inte vad som är rätt väg framåt eller hur jag ska vara när jag är "frisk".

Jag vet inte riktigt varför jag började dissociera. Det jag vet är att det känns farligt att minnas. Inte alls bara traumatiska upplevelser, utan alla kontakter med andra människor. Jag orkar inte tänka på ifall jag gjorde bort mig eller om någon verkade tycka illa om mig. Bort, bort, bort. Inte tänka, inte känna. Inte minnas.

Jag vet inte när jag började trycka undan minnen. Hur ska jag kunna svara på det när jag inte minns min barndom, när det mesta av min historia är borta? Jag kan bara spekulera, gissa, utifrån det lilla jag vet. Jag upplever nu att mina föräldrar inte ser mig och inte bryr sig om mina känslor, så antagligen gjorde de inte det när jag var liten heller. Mina gränser har inte heller respekterats, min kropp har inte fått vara min. Mitt liv har inte fått vara mitt. Mina föräldrar styrde och kontrollerade mycket ända tills jag var drygt 30 år. Så på ett sätt är det kanske inte så konstigt att jag inte vet vem jag är?

Det är som att mitt liv bara händer. Det känns inte som om det är jag som styr. Ett val jag gjorde för många år sedan, för att jag kände mig tvungen, för att det lät bra, har lett mig in på en yrkesbana som jag inte alls vet om jag vill eller klarar av.

Det som kanske är allra jobbigast för mig i vardagen är mina minnessvårigheter. Jag minns visserligen fakta, saker som jag har lärt mig i skolan och liknande, nästan lika bra som andra. Och jag minns rutiner, vet hur saker och ting brukade vara. Som vilken plats som var min vid matbordet hemma. Men egna upplevelser försvinner. Blir suddiga. Splittras. Jag minns en del situationer som fragment av bilder från omgivningen, ord som sagts, suddiga ansikten, men vad jag kände i situationen är alltid borta. Jag får inte ihop sammanhanget. Minnena är inte heller sorterade i tid. Jag minns den senaste veckan tydligare, men det som hände för en månad sedan eller för tio år sedan har samma oskärpa. En del minnen känner jag mig säker på, att det har hänt, att en viss person sa en viss sak. Men det mesta är jag osäker på, litar inte på att mitt minne stämmer. Den närmaste veckan efter en händelse ändrar tankarna också ofta form. En mening, ett tonfall som jag har tolkat på ett sätt, kan jag börja tolka annorlunda. Mitt opålitliga minne och mina svajande känslor och varierande sätt att tolka andra gör att det känns som om jag svävar fritt, rotlös. Att titta på foton hjälper mig inte heller, det känns bara främmande, som att se någon annan. Och det är bara den senaste tiden som det har känts mindre skrämmande att se mig själv i spegeln. Den där som tittar tillbaka kanske ändå är jag. Men hur kan jag se så gammal ut? Hur kan så många år ha gått, när jag har så lite minnen? Hur kan jag vara vuxen när jag känner mig som ett barn?

En annan aspekt av att ha dåligt minne är att jag ständigt hamnar i underläge i förhållande till alla runtomkring mig. Jag undrar vad jag har sagt, vad andra vet om mig. Det bidrar till att jag ofta drar mig undan och till exempel undviker att prata med mina kollegor. Jag känner mig så sårbar och otrygg.

I min borderline ingår att jag är livrädd för separationer, att bli bortstött. Jag knyter an till vissa personer som ett barn knyter an till en förälder och det känns verkligen helt livsfarligt att förlora den personen. Varje tecken på att personen inte förstår mig, är trött på mig, inte tycker om mig och kommer att lämna mig, triggar så starka känslor att jag flyr in i ett avstängt läge. Overklighetskänslor, depersonalisation och derealisation. In i mitt skal. Eller kanske upplöses jag? Hur kan man beskriva något med ord, när det man hamnar i är ett tillstånd utan ord?

Jag valde att lämna in ett bidrag till den här antologin trots att jag inte känner att jag har ord för att beskriva mina upplevelser. Kanske för att det också behöver komma fram, hur svårt det är. Känslan av att man fungerar annorlunda, att något är fel, men ingen vuxen eller personal i vården kan förklara för en varför det känns så. Min upplevelse är att man är helt själv i att försöka förstå. Jag visste i princip ingenting om dissociation förrän jag läste Linnéa Regnlunds texter. Och då har jag ändå läst psykologprogrammet. I flera år har jag försökt förklara mina upplevelser av dissociation för vården, men de flesta verkar inte särskilt intresserade av att förstå. Jag skulle verkligen önska att psykologer och psykiatriker hade bättre kunskap om dissociation och jag hoppas att den här antologin kommer att bidra till det!

Ecce Homo – Se människan

Annika

Ecce Homo "Se människan" är en av mina favoritmeningar. Den är kort, men innefattar så otroligt mycket. För att se människan, den som man har framför sig, är en grundförutsättning för mänskliga relationer. Det betyder att se det som hon bär med sig, det som hon tänker, känner och upplever kring sig själv och andra, helt enkelt att se just den människan. Det är i den här meningen, se människan, som vården brister eller där vården gör ett fantastiskt arbete – det är brytningspunkten.

Jag har olika erfarenheter av den psykiatriska vården. Jag har dåliga erfarenheter och jag har fina och bra erfarenheter. Ibland tycker jag det är svårt att ge negativ kritik till system eller än värre, till de som arbetar i dem. Men det är genom att våga framhålla negativ kritik på ett konstruktivt sätt som vården, systemet och de professionella kan förändras. Därför är det viktigt att våga göra det.

Min problematik har sin bakgrund i svåra sexuella övergrepp i barndomen. Det har skadat mig och gjort att jag idag har komplex PTSD och dissociation. Det mest sorgliga, som jag ser det, är att det har färgats in i min personlighet. Där har jag den största utmaningen framför mig, att förändra mitt eget sätt att se på mig själv. Jag har som utgångspunkt att människor tycker illa om mig eller kommer att tycka illa om mig när de lärt känna mig. Jag tror hela tiden att jag är besvärlig och stör när jag söker hjälp av vården. I verkligheten är jag en person som upplevs som lugn och behaglig att ha att göra med. Jag får ofta höra att jag "stör" för lite och att jag behöver träna på att söka hjälp tidigare och att ta mer plats. Jag har även dåligt självförtroende och tror ofta att jag inte är bra på något. En bild av mig själv som inte är förankrad i verkligheten. Mina erfarenheter säger att det är precis tvärtom. Trots det så är det här så djupt förankrat i mig, men det är en lögn. En lögn som inte längre ska få regera i mig. Den har inte rätt att vara där.

Att ha blivit behandlad illa skapar ofta ett självförakt och en negativ självbild som, precis som jag nämnde ovan, inte är förankrad i verkligheten. Det behöver jag, tillsammans med min psykolog, forma om. Det är ett hårt arbete, men det går att förändra. Jag kan se i mitt eget liv att det sakta går framåt. Jag håller på att förändras och få en självbild som är mer realistisk.

Att leva med komplex PTSD och dissociation är svårt. Ofta klarar jag av min vardag och mitt liv, men i perioder blir det övermäktigt och jag behöver läggas in på heldygnsvården. Det är också här jag har mina värsta erfarenheter. En av dessa vill jag berätta om nu.

Under en period 2018 var jag inlagd inom heldygnsvården. Det är en svår miljö att vistas i för att det är så många runt en som mår väldigt dåligt av olika anledningar. Det har inte varit det svåra för mig, snarare har det gett mig fina och ibland komiska möten. Det svåra har varit systemet och de som arbetat på avdelningarna. Det finns så klart många som är bra, men så finns det också de som inte har tillräckligt med kompetens, empati, eller rent av missbrukar sin maktställning. De som inte ser människan utan sjukdomen, tillstånden, diagnosen, symptomen. Det som bara är en del av oss och som inte alltid är där. Då kan mötena bli svåra.

Jag har dissociativ stupor. Det betyder i korthet att min kropp kan låsa sig på olika sätt, genom att jag inte kan röra benen eller kroppen överhuvudtaget. Jag har också en annan variant och det är att min kropp "lägger av" och det ser ut som att jag sover eller är medvetslös, men det är jag inte. Det ser lugnt ut utifrån, men då detta kommer är min ångest som allra högst, annars hade inte kroppen reagerat såhär. Och när detta händer så är de sinnen som fortfarande fungerar extremt vaksamma. Jag uppmärksammar allt som händer runt omkring mig.

Har man inte kunskap om detta så kanske det kan vara svårt att förstå. I början av min inläggning så hade jag "ut med personal". Det betyder att man får gå ut när personalen har möjlighet, ofta i samband med röktider. Jag brukade följa med ut på dessa. Vid ett tillfälle så satte jag mig ner på en mur en bit bort från de andra. Då låste sig benen och jag kunde inte röra dem. Personalen som var med förstod inte det. De menade på att jag absolut kan gå, jag gick ju dit. Efter att ha förklarat vad det här är och vad det beror på så ville ändå personalen att jag skulle gå in. De trodde helt enkelt inte på mig. Det slutade med att de fick släpa in mig. Innanför dörren så satte de ner mig på en bänk i korridoren och så gick de. Jag började må ännu sämre och det slutade med att kroppen "lade av". Jag blev liggandes på golvet innanför dörren. Det är obehagligt när det blir så här och dessutom så känner jag mig väldigt utsatt. Personalen som arbetade såg mig, men gjorde ingenting.

Vid ett tillfälle klev två ur personalen över mig för att gå ut och röka. När de kom in igen så klev de åter över mig och lämnade mig där. Efter ca 40 minuter kom en patient. Hon gick och hämtade en sjuksköterska och tillsammans hämtade de min säng, fick upp mig i den och körde in mig i det rum som var mitt. En oerhört kränkande upplevelse. Självklart är det under all kritik att det gick till så här, men det gjorde det. Och det skrämmer mig att vårdpersonal kan agera på ett sådant sätt, trots allt finns det en vårdetik att förhålla sig till.

Men så finns det en annan sida av myntet. De personer som ser människan och vill hjälpa och lindra. Jag är tacksam varje dag över att vi har rätt till vård i Sverige. Jag är tacksam att vi har specialistvård och psykiatrin är en sådan.

Det tänker nog inte alla på och tyvärr så har psykiatrin ibland ett orättvist dåligt rykte. Jag har dåliga erfarenheter, men de bra väger upp de dåliga, flera gånger om. Jag har mött fantastiska professionella som har gett av sin tid, sin omsorg och sin medkänsla för att hjälpa mig. Jag har mött flera som funnits där för mig. Fysioterapeuter som går utanför ramar och tänker vad som är bäst för mig, psykologer som fortsätter ha kontakt trots att den officiella kontakten har upphört, för att de bryr sig om mig och vill mig väl. Och så psykologer som finns där, fullt ut, och som känner med mig och vill hjälpa mig och lindra min smärta.

Jag har i dagsläget en psykolog som är fantastisk. Han finns där, alltid. Han ger inte upp, han ser mig, lyssnar på mig och tar sig tid för mig. Jag har aldrig upplevt att han har sett ner på mig, utan snarare så tror han mer på mig än vad jag själv gör. Han ser mina styrkor och han hjälper mig att lagas ihop. Min tacksamhet till honom är obeskrivlig. Vad är det då som gör att jag upplever honom som kanske till och med extra bra? Det är för att han ser mig. Han ser människan – Ecce Homo.

Utsatta barn blir psykiatripatienter med osedda behov

Lotta Arehn

Jag är en kvinna med diagnoserna komplex PTSD och dissociativ identitetsstörning (DID). Jag vill i min text berätta om mina personliga erfarenheter av möten med vård, skola, omsorg och andra myndigheter som nästan alltid har varit en del av mitt liv. Jag vill med min berättelse förmedla varför det är så viktigt att personer med dissociativ problematik får adekvat hjälp och behandling.

Jag och många med mig vet att vården och bemötandet inom psykiatrin är väldigt bristfälliga för de flesta personer med dissociativ problematik. Jag har mött så väldigt många anställda inom psykiatrin men även inom andra delar av svensk hälso- och sjukvård som inte ens kan uttala det – dissociation. Än mindre har de vetat vad det är och vad det innebär att leva med dissociation. Men jag har också haft tur. Bland alla dessa människor har jag mött kunnig personal som fått avgörande betydelse för min läkning, min vård, mitt arbete och min väg till att bli en mer hel människa. Splittrad och uppdelad, javisst, men så mycket mer integrerad än tidigare. Och framförallt har jag fått kunskaper som gett mig tålamod och förståelse som i längden visat sig i större omtanke om mig själv och ett mindre destruktivt liv. Men vägen dit har varit lång och brokig. Onödigt lång och brokig. En väg som inneburit mycket onödigt lidande.

Det svikna barnet

Jag har sedan barndomen i perioder haft kontakt med bland annat socialtjänsten, hälso- och sjukvården, rättsväsendet, barn- och ungdomspsykiatrin (BUP) som på den tiden hette PBU. Från det att jag var mycket liten, från ca fem års ålder, har jag haft fysiska problem som aldrig uppmärksammades som de borde. Underlivsbesvär, ständiga urinvägsinfektioner, skador runt analöppningen och problem med magen. Idag tänker jag att det är märkligt och väldigt sorgligt att inget gjordes. Mycket berodde nog på en manipulerande vårdnadshavare som lyckades manövrera bort alla symptom och vidare utredningar vid besök hos läkare.

När jag som tidig tonåring gjorde ett av alla mina självmordsförsök hamnade jag på barnpsykiatrin på Huddinge sjukhus. Jag var förvirrad, väldigt liten och trasig både fysiskt och psykiskt. Min vårdnadshavare vägrade ha mig där och fick mig flyttad till en somatisk avdelning för barn bara några timmar efter att jag vaknat. Jag förvägrades samtal med psykologer från barnpsykiatriska avdelningen. Efter just det självmordsförsöket följde ett (1!) besök på PBU för hela familjen, sedan behövde vi aldrig mer gå dit.

Överleva

Fasader. Jag vill inte prata om mina syskon här, men jag kan säga att vi var små proffs på fasader. Överlevare med trasiga själar. Redan då var jag expert på att fly ur min kropp, fly från smärta och sanning. Då var det en balansgång. Likväl som förmågan att dissociera och stänga ner mig själv räddade livet på mig när det behövdes, så kunde det lika gärna ha blivit min död. Nu blev det inte så.

Tiden gick och jag blev äldre. När jag var 16 år bodde jag inte längre kvar hemma. Det som fanns innan försvann i de andra delarna jag skapat sedan tidig ålder och de fick inte längre plats i min vardag som tidigare. Jag visste att det livet fanns, jag visste vad jag varit utsatt för, men på något vis var det inte mig det gällde. Jag vet att jag i flera år, långt in i vuxen ålder, tänkte att "tänk att allt det där hände och att det inte har påverkat mig". Det är sant, men inte helt. För det hände saker ibland då jag inte orkade hålla emot. Då jag blev liten och inte förstod vad som hände. Jag undrade vem jag var, var mina syskon var och varför min lägenhet och mina familjemedlemmar var helt främmande. Och jag levde på många sätt väldigt destruktivt. Särskilt i nära relationer.

Mer tid gick. Jag blev tidigt mamma. Mina dagar fyllde jag med andra människor och deras liv. Allt för att slippa mitt eget. Jag arbetade, hade arbete med ansvar – för mycket ansvar. Jag engagerade mig i massor av föreningar – för många. Var politiskt aktiv – för aktiv. Jag startade projekt – för många och för stora. Jag utbildade mig – för mycket. Att vara dissocierad fyller en funktion. Inte alltid (oftast inte) en bra, men ibland. Under flera år gjorde den mig fungerande – jag var inte helt handikappad men väldigt avstängd. Jag behövde fortfarande vara till exempel mamma. Om än en förvirrad sådan ibland, ständigt med för lite sömn och mycket mardrömmar. Det var långa perioder av dissocierande men också splittrade och skräckfyllda nätter. Tid som försvann. Det pockade på från insidan. Det blev värre. Jag blev tröttare och tröttare. Och framför allt blev jag allt mer rädd. För allt.

Tidig traumatisering
– konsekvenser och dissociation

När jag började söka upp vården var det först för fysiska symptom. Konstiga känslor i delar av kroppen. Minnet började svika, kroppen led ständigt av domningar, svår värk, synbortfall, ständig migrän och evig yrsel bland annat. Jag kunde sitta ner och ramla. Jag ramlade omkull utomhus. Jag klarade inte av ljus och såg inget i mörker. Jag var övertygad om att jag snart skulle dö. De undersökte mig på alla möjliga sätt. Vården tog mig på allvar och jag tror knappt att det finns någon del av mig som inte kontrollerades. Men inget var fel. Förutom sedan tidigare konstaterad astma, viss värk och svår migrän. Jag blev allt räddare också. Till slut vågade jag inte gå ut. Varje gång mitt barn gick till skolan eller gick ut för att leka, vilket givetvis hände flera gånger om dagen, var det ett svårt avsked för att det var på riktigt – i mig – vårt sista möte. Detta visade jag tack och lov inte honom. På nätterna satt jag uppe. Jag vågade inte sova. Jag gick mellan min sambo, min hund och min son. Kollade att de andades. Att de levde. Däremellan satt jag i badrummet för där var jag minst rädd. Jag satt upprätt, ibland på en hård stol för att inte somna. För mer än något annat skrämde mig de mardrömmar, inre röster och flashbacks som tog över allt mer av mitt liv.

På samma sätt som mina olika sinnen kunde försvinna så kunde de också bli hyperalerta. Kranens droppande kunde göra mig galen av rädsla, minsta lilla knäpp fick mig att studsa högt eller så började jag dissociera. På sätt och vis var det skönt, men också en förlust av kontroll, för allt oftare försvann mitt vuxna jag helt. Jag började självskada igen. I smyg. Min ätstörning blev värre efter år av ett någorlunda mående. Det blev ett sätt för mig att vara i nuet. Jag insåg inte då att jag bjöd in mina inre delar att gemensamt utnyttja min arena. Att de snart skulle ta över. Att jag skulle återuppleva mitt liv som det en gång var. Igen och igen. Och de inre rösterna från barn- och ungdomen kom tillbaka och ropade högre och högre. Efter det har det faktiskt aldrig blivit tyst. Det/de andra hade varit instängda för länge. Det började göra ondare och ondare. För det gör ont att sitta i samma ställning i flera år. Klumpen växer och det känns som att man spricker av allt som växer på insidan. Allt som smärtar och gör ont. Gårdagens spöken. Även deras små barn växer och blir stora. De växer ur sina för små klädnader. Det värker. De börjar skrika för högt till slut och det är då man sprängs från insidan. Knappt 30 år gammal började fasaden rasa samman. Ytterligare något år senare visste jag knappt vem jag var.

Min familjs liv blev mer och mer begränsat så min sambo sa att "det här går inte längre – du måste gå till läkaren och säga som det är". Min sambo visste inget, eller åtminstone mycket litet om min bakgrund, eftersom jag tvångsmässigt skärmade av mig från det som funnits då och från mitt eget inre. Jag talade inte om det mer än som något i förbifarten. Jag var vid det här laget fobiskt rädd för mina tankar, för mina känslor och för andra människor. För allt. Däremot kände jag mycket lite av det som kunde kopplas till de övergrepp jag varit med om som barn och tonåring. Jag var väldigt dissocierad.

Mötet med vården

Jag gick till slut till läkaren på vårdcentralen i början av 2004. Då hade mina symptom pågått och ökat under ungefär två år. Troligtvis längre. Jag sa till läkaren, skrattande, att jag nog var lite knäpp. Jag trodde ju bland mycket annat att det fanns ormar i soptunnor, att myrorna skulle äta upp mig i skogen, att flygplan skulle krascha rätt in i badrummet precis när jag tog ett bad, att min son skulle få en rymdsten i huvudet och att jag skulle gasas ihjäl i offentliga lokaler. Listan kunde göras lång. Läkaren lyssnade. När jag berättat klart frågade hon lugnt och stilla: "Vad är du rädd för egentligen?" Jag svarade inte.

Läkaren på vårdcentralen som ställde den frågan undrade om jag ville träffa en kurator eller psykolog. Jag sa nej. Som sagt så var jag skräckslagen för att möta mitt inre. Vid ett återbesök sa hon att jag nog led av en depression och utmattningssyndrom. Jag sa att jag kanske hade haft lite mycket en tid, vilket i och för sig inte var en lögn. Jag fick sömntabletter som inte hjälpte. Symptomen fortsatte att förvärras.

Min sambo fick mig att söka igen. Läkaren sa nu att jag nog hade GAD (generaliserat ångestsyndrom). Antidepressiva sattes in och jag gick nu med på att träffa en KBT-psykolog. Hon var säkert jättebra – om det varit GAD jag hade. Medicinen hade kanske hjälpt – om det var depression jag led av. Tio planerade gånger hos psykologen slutade med en kontakt på nästan ett helt år. Jag kämpade med läxor och exponering. Mina katastroftankar minskade men jag mådde bara allt sämre. Jag vägrade prata om mitt förflutna. Jag ansåg fortfarande att det inte hade med saken att göra, men jag var samtidigt väldigt förvirrad för inuti mig rasade ett krig. Till slut kom det ändå, lite i taget.

De ville sjukskriva mig. Jag sa nej. Inte stanna upp. Aldrig, trots att jag vid det här laget var riktigt dålig. Jag började splittras allt oftare och mer tydligt. Mer tid försvann. På nätterna var jag orolig och rädd. Ja, jag gjorde en massa tokigt som jag inte hade någon aning om att jag faktiskt gjorde. Jag levde i traumatid. Men det visste inte jag eller någon annan då. Jag föll också tillbaka i fler gamla självskadebeteenden. Samtidigt arbetade jag extra på flera arbetsplatser på dagarna, studerade heltid och satt med i fem styrelser. Till slut gick det inte. Jag vet inte om det gick från en dag till en annan, minnen från den tiden är luddiga och förvirrade, men jag blev akut skickad till psykiatrin av psykologen på vårdcentralen. Då hade jag inte sovit på evigheter, jag hade ett enormt röstpåslag som jag inte förstod, var väldigt uppdelad och levde och betedde mig som det barn jag en gång var i traumatid. Och allt jag ville var faktiskt bara att dö.

Allt kom ikapp. Mitt jag var borta. Jag visste inte längre vem jag var. Jag famlade i panik men jag hade krympt och mina kläder blev för stora och jag hittade inte hem. Inuti mig grät små barn, tjurade en tonåring, någon ville ha en fotboll, en inre vän sträckte ut en hand och jag försökte utan framgång minnas min ålder. Bland alla dessa viljor fann jag ingen. Jag var mer ensam än någonsin och samtidigt så invaderad och aldrig i fred. Det var i januari 2005. Bekantskapen med en okunnig psykiatri hade påbörjats. Den skulle pågå länge, ända fram tills idag.

Psykiatrin och nya trauman

Det är svårt att sammanfatta, men jag ska försöka. Det är så mycket mer än detta. Så mycket hände. Många förluster. Få vinster. Idag kan jag ibland tänka att det kanske fanns en mening. För att

det har varit vägen hit. Men det är svårt att se
på det så för det mesta. Det var en omväg. Hade
kunskap funnits så hade jag kanske fått rätt hjälp
snabbare. Jag förlorade min familj, mina vänner,
min identitet och många av mina förmågor. Jag
förlorade ett tag nästan helt och hållet förmågan
till liv.

Väl i psykiatrins vård följde långa perioder
av inläggning. LPT (psykiatrisk tvångsvård).
Traumatiska bältesläggningar. Behandlingar och
diagnoser byttes mot nya. Mediciner i mycket
höga doser sattes in. Mediciner som gjorde mig
sämre och sämre och med biverkningar som höll
på att ta livet av mig. På riktigt. Det visade sig,
och det upptäcktes som tur var, att jag inte tål
SSRI-preparat, något jag långt senare fått veta
är vanligt för traumatiserade personer. Ingen
förstod mig. Jag var ett mysterium.

Tiden 2005-2007 fick jag höra en massa
idéer om varför jag var som jag var. Det pratades
om diagnoser, de gavs och togs ifrån mig. Jag fick
tidigt den korrekta diagnosen PTSD (posttrau-
matiskt stressyndrom) och svår depression. Men
eftersom mina symptom var väldigt komplexa
fick jag fler diagnoser och många diskuterades.
Bland annat följande: GAD (generaliserat ång-
estsyndrom) borderline/emotionell instabil per-
sonlighetsstörning, schizofreni, psykos, OCD
(tvångssyndrom) och bipolär sjukdom.

Det var säkert fler men jag minns inte allt.
Jag fick ju tidigt en PTSD-diagnos. Alltid något.
Den utvecklades sedan till en komplex PTSD.

Nya mediciner sattes in ideligen. Man kan inte säga annat än att de försökte. Jag fick så småningom en samtalskontakt på psykiatrin som var en psykodynamiskt skolad kurator. Jag pratade bort många år. Hon hummade och jag pratade. För jag kunde det då. Jag var så dissocierad att jag helt utan omsvep kunde berätta stora delar av min historia utan att känna en endaste känsla. Inte en endaste. Jag var ett huvud utan kropp. Började jag känna något blev jag sämre igen och blev vad vården kallade psykotisk. Men att jag skulle ha en psykos stämde inte, förstod de då. För en psykos har man inte bara under några timmar åt gången. Eller en dag eller två. Det hade de åtminstone förstått. De förstod inte att jag dissocierade och gick ut och in i mina olika delar. In på avdelning igen, mer mediciner som skulle göra mig till en zombie, men som istället gjorde mig mer dissocierad, mer splittrad, orolig, suicidal, och jag kastades tillbaka till traumatid.

Ingen förstod någonsin den viktiga kopplingen. Ingen tänkte på eller vågade på allvar ställa den avgörande och kanske viktigaste frågan som bör ställas inom psykiatrin, nämligen den som lyder: Vad har du varit med om?

Efter flera år i en rätt mörk tillvaro och bärandes på få känslor – panik och skräck – lät psykiatrin mig vara till slut. Ja, inte helt, men de slutade byta och experimentera med mediciner på mig stup i ett och inga nya diagnoser sattes. Jag gick i samtal två gånger i veckan och jag åt mycket höga doser mediciner. Mediciner som inte hjälpte. Mest åt jag dem för deras skull kändes det som. Ibland fick jag åka in till en vårdavdelning för några dagar eller veckor när mina PTSD-symptom förvärrades och det blev för mörkt, skrämmande och för rörigt. För trasigt. När det hände blev jag mer dissocierad och i vårdens ögon mer "knäpp" och därmed i behov av heldygnsvård och ännu mer mediciner.

Jag levde fortfarande mycket destruktivt på många sätt men hade också en någorlunda fungerande sida. Jag började studera lite igen 2008. Det gick hyfsat i en termin, sedan föll jag. Jag försökte mig på att tänka på olika jobb. Men det gick inte många dagar så var jag så utmattad så jag inte kunde stå upp, rösterna skrek och jag dissocierade. Rasade samman. Så där höll jag på. Jag kunde en del om dissociation då och jag vet att jag försökte prata om det med min stödkontakt på psykiatrin. I efterhand har den kontakten erkänt att hon bara tänkte på mig som psykotisk under dessa perioder. Hon har också bett om ursäkt i efterhand och sagt att hon önskat att hon vetat bättre då. Det är fint, men en klen tröst.

Ingen sa någonsin att det måste få ta tid. Ingen sa att det jag lider av måste få läka från grunden i en takt som gör att jag inte blir överväldigad och att det kan leda till ytterligare traumatisering. Ingen sa något om mitt tillstånd för inget visste vad det var eller hur det skulle beskrivas.

"Jag vet vad det är du gör"

2009 fick jag en ny psykiatriker. Hen hade varit överläkare på Kris- och traumacenter. I slutet av 2009 hade vi träffats några gånger. Jag hade försökt berätta om mitt liv och läkaren hade läst sig till i mina journaler om hur mina dagar såg ut, hur jag levt mitt liv och hur jag skadade mig och min kropp svårt utan att veta om det. Hen hade läst om dagar som försvann, om rösterna, hur jag isolerade mig nästan helt från människor, knappt kunde gå ut och hur jag låg som förlamad i sängen utan att vara i nuet långa stunder. Då sa psykiatrikern en dag: "Jag vet vad det är du gör."

Vi började prata om traumatisering, om dissociation, om upprepande av trauman, om splittring, om delar, och vi benämnde saker med deras rätta namn. Vi pratade om mig. Jag minns att jag gick därifrån och grät. Lättad. Glädje eller sorg eller både och – jag vet inte – men det var i alla fall inte bara skräck. Kanske var det hopp. Äntligen.

Det blev en vändpunkt och en dörr öppnades. En väg mot helande. En livstidsvandring? Nu, trots att det gått många år, kan jag ännu inte svara på det.

Terapi som inte fungerar

Min läkare på psykiatrin försökte få in mig på ett HVB-hem specialiserat på trauma-problematik. Det blev först ett nej. Då det höll på att gå riktigt illa för mig och eftersom kompetensen inte fanns på min psykiatrimottagning lyckades hon få mig till en på traumaproblematik specialiserad psykoterapeut som jag började gå hos i mars 2010. Jag blev beviljad två år. I Nederländerna, som är ett land i framkant då det gäller dissociations-problematik, är rekommendationen vid DID vanligtvis traumaspecifik psykoterapi i upp till 10 år. Hamnar man på ett kris- och traumacenter i Sverige så tror jag rekommendationen är 20 timmar – om man ens har turen att få hjälp där. Jag vet att många, de flesta, nekas den hjälpen. Rekommendationen är annars KBT (kognitiv beteendeterapi). Det är en fullkomligt livsfarlig rekommendation om ni frågar mig. KBT i all ära, men som enda metod tillämpad på svårt traumatiserade personer gör den bara mer skada. Att utan rätt stöd, stabiliseringstekniker och kunskap om dissociation bli behandlad med enbart KBT innebär med stor sannolikhet att man ramlar utanför vad som kallas tolerans-fönstret, och att man blir överväldigad och börjar dissociera, splittras, självskada och i värsta fall suicidera.

2010 var jag så svårt sjuk att min nya psykoterapeut inte kunde arbeta med mig eftersom jag föll utanför mitt toleransfönster varje gång vi närmade oss mitt inre material. All tid gick åt att hålla mig levande och här och nu. Att stabilisera nuet. Och inte ens det gick.

Ett år senare hamnade jag på min psykiatri-kers och psykoterapeuts inrådan och påtryck-ningar ändå på tidigare nämnda HVB-hem. Det var det eller heldygnsvård på den psykiatriska avdelningen jag tidigare varit på som krävdes. Det sistnämnda ansåg min läkare vore olyckligt då jag hade dåliga erfarenheter därifrån och troligen bar med mig trauman från delar av den behandling jag fått på avdelningen. Behandlingshemmet som jag kom till i mars 2011 skulle vara specialiserat och särskilt insatt i traumaproblematik och dissociation. Tyvärr var det långt ifrån sant. Men jag kom hemifrån en tid och kunde sakta men säkert bryta mitt farliga destruktiva beteende. Säkra mig. Jag var inskriven där i nästan tre och ett halvt år. Men jag var inte där hela tiden och inte alltid på heltid. Eftersom jag bar med mig en väldigt otrygg anknytning från barndomen som ingen någonsin försökt förstå eller hjälpa mig att komma till rätta med, och trauman från tidigare vård, så var min splittring och uppdelning mycket svår. Då jag inte litade på människor alls var jag ständigt rädd på behandlingshemmet och behövde komma hem och låsa in mig. Dissociera. Stänga ner. Under hela den tid jag var inskriven på behandlingshemmet fick jag gå kvar hos min psykoterapeut en dubbeltimme i veckan.

Mod och acceptans
Nu har jag gått i terapi hos den psykoterapeut jag började träffa i början av 2010 i snart nio år. Jag är glad för det. Hen är kunnig på området trauma och dissociation. Efter åtta år drog landstinget in finansieringen av den terapin och deras tanke var att jag skulle avsluta den. Det har ska-

pat oro och jag och min psykoterapeut har flera gånger fått gå tillbaka till fas ett i terapin – stabilisering. Jag har nu med hjälp från min terapeut kunnat fortsätta terapin som jag alltså ska finansiera själv. Alla i behov av hjälp kan inte det. Min terapeut är mycket kunnig och erfaren och jag har lärt mig mycket. Jag har fått tillgång till en mängd forskning och kunskaper. Framförallt har jag lärt mig att människor inte skadas eller försvinner för att jag känner något, behöver hjälp, behöver någon. Jag har lärt mig att en människa som ger mig hjälp och snällhet inte vill ha något mer. Jag får ha min kropp i fred. I långsam takt har jag tillsammans med min terapeut byggt om mitt anknytningssystem. Det är ett ständigt pågående arbete. Vi arbetar också bearbetande på många olika sätt för att integrera delarna i mitt system. På mina direkta frågor har jag fått svaret att jag aldrig kommer bli bara ett jag. Jag har fått veta att nära relationer fortsatt kommer att vara svårt för mig och att jag troligtvis alltid kommer att behöva någon form av stödinsats. Det är sorgligt och jag kan inte låta bli att tänka på alla "om".

Vad hade hänt om läkarna jag besökte när jag var liten reagerat och lagt sig i, om ungdomsmottagningen, lärare och skolkuratorer vågat anmäla eller åtminstone undrat när jag gjorde en abort innan jag ens fyllt 13 år? Vad hade hänt om PBU och socialtjänsten gjort sitt jobb, om rättsväsendet kunnat agera när jag vid flera tillfällen befann mig i rätten efter att utomstående anmält misshandel som drabbat mig? Och vad hade hänt om vården inte bara gett upp eller haft mer kunskap när de inte förstod mina fysiska symptom? Och framförallt – vad hade hänt om vi haft en kunnig psykiatri? Om någon endaste människa inom vården frågat mig: Vad har du varit med om?

Ofta har jag varit otålig och velat gå för fort fram i terapin, och då blir jag hejdad av min terapeut. De första åren tillsammans, och alla de år jag hade innan, vill terapeuten inte att jag ska uppleva igen. Ibland har jag lyckats manipulera mig till en mer djupgående terapisession, men det straffar sig. Jag vet det nu. Jag måste tänka "ställ fler frågor, för jag vill berätta". "Ställ dem varsamt och jag ska berätta i små doser." Jag måste hela tiden vara beredd och parera kroppens motreaktioner. Kroppen är min. Den är också jag. Det vet jag nu. Jag är en del av något större. Ett system som måste hanteras varsamt och med kärlek. Så enkelt det låter. Det är inte enkelt – att vara med mig själv varje dag är kanske bland det svåraste och mest skrämmande jag någonsin gjort.

Förminska inte vårt lidande
Jag stirrar mycket. Ibland är det bara skönt. Men det är också något jag måste göra för att samla ihop mig innan jag gör saker. Innan dagen börjar. Ibland flera gånger per dag. Alla människor kan fastna med blicken, sitta och stirra och tänka på inget. En form av dissociation. Men till skillnad

från en "normalneurotisk" människa som kan bryta det när det behövs kan jag inte alltid göra det. Människor som dissocierar har inget val. Det är då det blir ett kriterium, ett av symptomen i DID i mitt fall, men även i andra dissociativa diagnoser. Jag har förstått att människor, även vårdpersonal, har ett stort behov av att normalisera dissociation. Till exempel det som de gärna kallar vila och även stirrandet. Men för mig är det inget skönt stirrande. Att ligga länge i sängen är för mig ingen lyx eller vila. Det är inget val. Välmenande människor som inte vet bättre kan ibland säga "Jaha, vad skönt!" när mitt svar på frågan vad jag gjort under dagen blir att "Idag har jag inte gjort något alls, legat i sängen".

Nej det är inte skönt. Jag har mött vårdgivare som menar att lite härligt är det väl ändå. Och det är ju inte farligt tycker de. Jo, det kan vara farligt. Och återigen nej, det är inte rogivande att fastna, att stelna. Och det är inte härligt eller särskilt roligt att bli sittande på en bänk ute i timmar och inte märka att det börjar regna. Eller att bli stående någonstans när det är för kallt mitt i vintern, för att jag är ute på någon inre resa eller är så rädd så att jag inte vet vart jag ska. Det är inte roligt att stå utanför en port jag bott i under tio år och inte minnas portkoden, eller ens förstå vad jag gör där. Jag skrattar inte när mitt kök är i kaos och det har brunnit i mikron när jag varit splittrad, utan att den vuxna jag har varit online. Det är inget annat än sorg jag känner när jag finner min fina gitarr sönderslagen när jag ska spela på den.

På den tiden då jag "hade borderline" (2005) så fick jag gå i DBT (dialektisk beteendeterapi). Det hade säkert varit jättebra om jag "bara" hade haft självskadebeteende. Och om man hade förstått det som många fler nu gör – nämligen att borderline, eller emotionell instabil personlighetsstörning som det numera benämns, ofta drabbar personer med svåra anknytnings- och traumaskador, och att de därmed ska behandlas som traumatiserade patienter. Ofta har de också en dissociativ problematik. Det är ett hån för en traumatiserad och dissociativ person att lära sig att "göra lemonad om livet serverar dig citroner".

Likaså fick jag 2009, då när jag var väldigt dålig, delta i en mindfulness-grupp inom psykiatrin. Det slutade med att jag hamnade på avdelning. Man placerar inte djupt traumaskadade personer med svår dissociation i sådana behandlingar bara sådär. Vi kan inte utan vårdens kunskap om dissociation och utan egna verktyg bara släppa taget. Var försiktiga med oss!

Om vikten av att berätta och varför ni måste lyssna

Jag inser att jag fått och får mer hjälp än många andra. Men det blir så fel. Jag önskar att alla som behöver hjälp ska få adekvat vård – med kunskap och i tillräcklig omfattning. I rätt tid och i rätt mängd. Att bli felbehandlad och missförstådd av psykiatrin under flera år skapar fler trauman och försämrar möjligheten till läkande och till bra liv för personer med dissociation. Under mina år som patient i psykiatrin och som boende på behandlingshem har jag träffat många som jag. Sargade människor som liksom jag är barndomstraumatiserade, dissociativa och som inte fått adekvat hjälp i tid eller inte fått hjälp alls. Vi är många, för många, som lever i konsekvenserna av en okunnig vård- och myndighetsapparat. Alltför många av de vänner och medmänniskor jag mött i vården har valt att avsluta sina liv eller dött i konsekvenserna av de strategier de själva utvecklat och i ensamhet famlat efter i sina desperata försök att faktiskt överleva. Jag kunde ha varit en av dem. Nu är jag inte det, och om allt detta måste det berättas. Det är därför jag skriver.

För att stå ut i ett oförstående samhälle måste man ha en gnutta självdistans. Hur sjutton ska man kunna ta sig själv på allvar när så få andra gör det? Jag har en tendens att gå till överdrift där kanske. Jag tillåter ibland andra att ha lite för roligt på min bekostnad och på andras bekostnad. Jag menar, hur vanligt är det inte med skämt eller skoj om att ha olika delar och personligheter? Att vara splittrad. För att inte tala om att höra röster. Tyvärr har jag även upplevt just det i möten med vårdgivare. Jag hade boendestöd ett tag som ofta skojade om mina röster och försökte normalisera det. Jag har till och med stött på det beteendet hos personal i den traumaspecialiserade vården och inom psykiatrin.

I mitt tillåtande av det ligger också min rädsla. Rädslan för att tala om hur jag egentligen har det. Och skammen, den kletiga skammen. Berättar jag sanningen om nuet så finns ju också ett då som blir precis lika sant. Den förståelsen och kopplingen måste finnas som en kunskap hos vårdpersonal och behandlare inom psykiatrin i mötet med svårt traumatiserade patienter med dissociationsproblematik. Att om ni verkligen vill hjälpa oss, om ni undrar hur vi har det och hur vi mår, så måste ni också vara beredda på att få svaret på frågan om vad vi varit med om. Och ni måste ha en genuin vilja att förstå och lära er mer om dissociation, dess uppkomst och komplexitet. Det är nyckeln till förståelse. Det är en start. Och det är ju ändå där det måste börja. Nu.

.

Meddelanden
från sponsorer

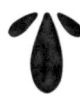

Patientföreningen Medusa arbetar för bättre
vård för de som utsatts för sexuella övergrepp.
Medlemskap kostar 50 kr/år.
www.patientforeningenmedusa.com

৵

Emme-Li Vingare, forskande socionom. Före-
läsare med profilering mot psykotraumatologi
och strukturell dissociation.
E-post: emmeli.vingare@gmail.com

৵

Novahuset erbjuder råd och stöd till personer
som utsatts för någon form av sexuella övergrepp.
Du har rätt att vara anonym.
www.novahuset.com

৵

Bonnie Friedh – föreläsare och skribent med
egna erfarenheter av anhörigskap, missbruk,
psykisk ohälsa, komplex PTSD och dissociation.
www.bonnies.nu

৵

Är du i kris eller bara nyfiken? Vill du göra en
inre resa, utforska dig själv, hitta egna inre resur-
ser? Ge dig själv en tid för dig!
www.entidforsig.com

@skaperika på Instagram! Garn, ull, färg. Impro, feminism och omtänksamhet. Gärna offentliga rum, välgörande ändamål och bruksföremål för folk och fä.

Kicki Norgren – Leg.psykoterapeut
Svåra trauman, stressproblematik, ångest och fobiska tillstånd.
k.norgren@modus-vivendi.se
www.psykoterapi-skatberget.se

Facebooksidan: Kampen mot psykiatrin
www.facebook.com/Kanjagfa av Anna Nyström, som kämpar för en mer empatisk psykiatri. Var med i kampen!

Rise – Riksföreningen mot incest och andra sexuella övergrepp som barn – ger stöd från en utsatt till en annan. Du är inte ensam!
www.rise-sverige.se

Källor till texten
"Vad är dissociation?"

Olika modeller för att förstå dissociation

Ett dissociativt spektrum

Informationen är framförallt hämtad från kapitel 2 och 4 i
> *"The Stranger in the Mirror"* av Marlene Steinberg, M.D. och Maxine Schnall.
> Boken är utgiven 2000 av HarperCollins och har ISBN 0-06-019564-9.

Beskrivningen av det dissociativa spektrumet som olika grader på en skala är ett referat av
> "The Continuum of Dissociation" som finns i artikeln
> *"The BASK Model of Dissociation"* av Bennett G. Braun, M.D.
> Artikeln publicerades i "Dissociation: Progress in the Dissociative Disorders" i mars 1988.

Avtrubbning och avskärmning

Informationen om den bilaterala modellen är hämtad från artikeln
> *"Are there two qualitatively distinct forms of dissociation? A review and some clinical implications"* av Emily A. Holmesa, Richard J. Brownc, Warren Manselld,

R. Pasco Fearone, Elaine C.M. Hunterf, Frank Frasquilhoe och David A. Oakleyg. Artikeln publicerades i "Clinical Psychology Review 25" 2005.

Strukturell dissociation

Informationen om strukturell dissociation är framför allt hämtad från del 1 i
"The Haunted Self – Structural Dissociation and the Treatment of Chronic Traumatization" av Onno van der Hart, Ellert R.S. Nijenhuis och Kathy Steele.
Boken är utgiven 2006 av W. W. Norton & Company och har ISBN 0-393-70401-7.

Och till viss del från kapitel 5 i
"Vi är våra relationer – Om anknytning, trauma och dissociation" av Tor Wennerberg.
Boken är utgiven 2010 av Natur & Kultur och har ISBN 978-91-27-11817-1.

Andra modeller

Informationen är hämtad från kapitel 4 i
"Psykoterapi vid dissociativa störningar" av Anna Gerge (red.).
Boken är utgiven 2010 av Insidan och har ISBN 978-91-978659-1-3.

Dissociativa tillstånd och diagnoser

I avsnittet om dissociativa tillstånd och diagnoser har jag framförallt använt mig av följande:

DSM-5 genom *"Mini-D 5 – Diagnostiska kriterier enligt DSM-5"* av American Psychiatric Association.
Boken är utgiven 2014 av Pilgrim Press och har ISBN 978-91-980079-1-6.

ICD-10 genom *"Internationell statistisk klassifikation av sjukdomar och relaterade hälsoproblem – Systematisk förteckning Svensk version 2019"* av WHO.
Hämtad från Socialstyrelsens hemsida http://www.socialstyrelsen.se/klassificeringochkoder/diagnoskodericd-10
Sidan är besökt under mars 2019.

ICD-11 genom *"ICD-11 International Classification of Diseases – 11th Revision The global standard for diagnostic health information"* av WHO
genom deras *"ICD-11 Coding Tool"* på hemsidan https://icd.who.int/ct11_2018/icd11_mms/en/release#/
Sidan är besökt under mars 2019.

Natur & Kulturs Psykologilexikon på hemsidan https://www.psykologiguiden.se/psykologilexikon/
Sidan är besökt under mars 2019.

Depersonalisation och derealisation

Här har jag dessutom använt
*"Feeling Unreal –Depersonalization
Disorder and the Loss of the Self"* av
Daphne Simeon, MD och Jeffrey Abugel.
Boken är utgiven 2006 av Oxford
University Press och har ISBN 978-0-19-
538521-2.

Dissociativ stupor

Här har jag dessutom använt artikeln
"Dissociative Stupor" på hemsidan
GoMentor: https://www.gomentor.com/
articles/dissociative-stupor
Sidan är besökt under mars 2019.

Dissociativ identitetsstörning

Här har jag dessutom använt kapitel 4 i
*"The Haunted Self – Structural
Dissociation and the Treatment of Chronic
Traumatization"* av Onno van der Hart,
Ellert R.S. Nijenhuis och Kathy Steele.
Boken är utgiven 2006 av W. W. Norton &
Company och har ISBN 0-393-70401-7.

Dissociation och psykos

Här har jag dessutom använt kapitel 7 i
"Psykoterapi vid dissociativa störningar"
av Anna Gerge (red.).
Boken är utgiven 2010 av Insidan och har
ISBN 978-91-978659-1-3.

Och kapitel 6 i
*"The Haunted Self – Structural
Dissociation and the Treatment of Chronic
Traumatization"* av Onno van der Hart,
Ellert R.S. Nijenhuis och Kathy Steele.
Boken är utgiven 2006 av W. W. Norton &
Company och har ISBN 0-393-70401-7.

Och "Table 3.1" i
*"The dissociative identity disorder
sourcebook"* av Deborah Bray Haddock,
M.Ed., M.A., L.P.
Boken är utgiven2001 av McGraw Hill och
har ISBN 0-7373-0394-8

Och artikeln
*"Auditory hallucinations: Psychotic
symptom or dissociative experience?"*
av Andrew Moskowitz, Ph.D. och Dirk
Corstens, M.D.
Artikeln publicerades i *"The Journal of
Psychological Trauma"* 2007.